秦汉晋隋名医全书大成

扁鹊（秦越人）医学全书
华佗医学全书

张永泰　编

全国百佳图书出版单位
中国中医药出版社
·北京·

图书在版编目（CIP）数据

扁鹊（秦越人）医学全书；华佗医学全书 / 张永泰
编. -- 北京：中国中医药出版社，2025. 2. --（秦汉
晋隋名医全书大成）.

ISBN 978-7-5132-9278-8

Ⅰ. R221.9；R2-52

中国国家版本馆 CIP 数据核字第 20257P60D3 号

中国中医药出版社出版

北京经济技术开发区科创十三街 31 号院二区 8 号楼

邮政编码　100176

传真　010-64405721

河北新华第二印刷有限责任公司印刷

各地新华书店经销

开本 787×1092　1/16　印张 7.75　字数 129 千字

2025 年 2 月第 1 版　2025 年 2 月第 1 次印刷

书号　ISBN 978-7-5132-9278-8

定价　42.00 元

网址　www. cptcm. com

服 务 热 线　010-64405510

购 书 热 线　010-89535836

维 权 打 假　010-64405753

微信服务号　zgzyycbs

微商城网址　https：//kdt. im/LIdUGr

官 方 微 博　http：//e. weibo. com/cptcm

天猫旗舰店网址　https：//zgzyycbs. tmall. com

如有印装质量问题请与本社出版部调换（010-64405510）

内 容 提 要

本书包括《扁鹊（秦越人）医学全书》《华佗医学全书》。

《扁鹊（秦越人）医学全书》，收录扁鹊即秦越人的著作《难经》。

《难经》，原名《黄帝八十一难经》，又称《八十一难》《八十一问》。传说为战国时期卢国·秦越人（扁鹊）所作。本书以问答解释疑难的形式编撰而成，共讨论了81个问题，内容以脉诊为主，还分析了一些临床病证。其中一难至二十二难为论经脉，二十三难至二十九难为经络，三十难至四十七难为脏腑，四十八难至六十一难为疾病，六十二难至六十八难为腧穴，六十九难至八十一难为针法。

书名《难经》，"难"是"问难"之义，或作"疑难"解。"经"指《黄帝内经》（以下简称《内经》），即问难《内经》。作者撷取重点、难点、疑点设八十一问，然后逐一解释阐发，对人体腑脏功能形态、诊法脉象、经脉针法等诸多问题逐一论述，内容包括脉诊、经络、脏腑、阴阳、病因、病理、营卫、腧穴、针刺等基础理论，同时也列述了一些病证。

本书创造性地提出了"诊脉独取寸口"的理论，把《内经》的三部九候，解释为气口的寸、关、尺三部，每部又有浮、中、沉三候，并提出其理论根据，认为寸口为"脉之大会"，又是"五脏六腑之所终始"，故可以独取之。由此，"独取寸口"的理论为后世所采纳。书中对命门和三焦的学术见解，以及所论七冲门（唇为飞门、齿为户门、会厌为吸门、胃上口为贲门、胃下口为幽门、大肠小肠交界处为阑门、下极即肛门为魄门）和八会（脏、腑、筋、髓、血、骨、脉、气等精气会合处）等独特见解，极大地丰富和发展了中医学的理论体系。该书还提出"伤寒有五"（包括中风、伤寒、湿温、热病、温病），并对五脏之积、泄痢等病多有阐发，为后世医家所重视。全书内容简明，辨析精微，在中医学典籍中常与《内经》并称"《内》《难》"，被认为是最重要的古代经典医籍之一。有多种刊本和注释本。

《华佗医学全书》，收录华佗的著作《中藏经》。

　　《中藏经》，又名《华氏中藏经》，旧题华佗撰，成书年代不详。关于本书的记载，始见于宋·郑樵《通志·艺文略》医方下，题曰《华氏中藏经》。陈振孙《直斋书录解题》录为"《中藏经》一卷，汉谯郡华佗元化撰"。本书真伪考辨虽然众说纷纭，但其以脉证为核心的寒热虚实脏腑辨证方法，在中国医学史上占有重要地位，其独树一帜的以脉证形气决死生，以脏腑辨证为中心的学术思想奠定了中医脏腑辨证的基础，特别是"贵阳贱阴"学说，对后世医家张元素、李东垣、薛立斋、张景岳等影响深远。

　　全书分为上卷、中卷、下卷。上卷、中卷四十九论，论述五脏六腑虚实寒热生死逆顺辨证方法，下卷附疗诸病药方六十八道。全书禀承《内经》《难经》天人相应、顺应自然和以阴阳为总纲的思想，创新并发展了阴阳学说、脏腑学说的理论，是一部理法方药赅备的临证实用经典著作。

秦汉壮阔，晋隋风流，医随国运典籍成

——《秦汉晋隋名医全书大成》序言

春秋战国，群雄逐鹿，战车烈马，铁血争雄。"秦王扫六合，虎视何雄哉！挥剑决浮云，诸侯尽西来"（李白《古风》）。秦始皇承先辈大志，灭六国，平天下，华夏一统，成就伟业。废封建，立郡县，严法令，律制度，书同文，车同轨，中央集权，八方臣服，中国文化得以整合，文化格局得以确立。中医药学，由此中兴。

《黄帝内经》，世代奉为祖典，医家顶礼膜拜。书虽成于东汉，文则积累千年。史称黄帝轩辕氏悯斯民之疾苦，悼养生之不及，问道广成，咨访岐伯，撰为《黄帝内经》。黄帝者，指代也，象征也，文化一统之标识也。《内经》者，实为众医之经，上古神农尝草木知百药，战国扁鹊治妇孺医老迈，都是《内经》源泉。征战壮烈之世，必有四野惨烈之民；刀兵疾病之下，必有济世名医。集天下名医之经验，合诸子百家之坟典，诊籍凝成医理，天地验之人物，始铸千年典范，成就医学根基。概《内经》之要，以一言可蔽之："通神明之德，类万物之情"（《宋徽宗圣济经》），"天人合一"而已矣！

秦虽二世而亡，汉则沿袭秦制，发扬其优秀文化，革除其暴政苛刑，百姓休养生息，朝廷崇文宣武，国力盛极一时。文景之治、汉武盛世、孝宣中兴、光武中兴、明章之治、永元之隆，无数辉煌历史，环球无人匹敌。东西两汉，享国四百余年，非文明昌盛，怎能实现？盛世之下，人以五福是务。五福者：一曰寿，二曰富，三曰康宁，四曰攸好德，五曰考终命。养生之道，上下奉行，神仙与本草俱兴，佛经傍黄老共鸣，导引图、五禽戏、麻沸散、太医令，医药事业，欣欣向荣。

《神农本草经》（简称《本经》）者，集盛世医药之大成。药分三品，功效分明，君臣佐使，和合七情，四气五味，升降浮沉。上品之药，主养命以应天，轻身益气，不老延年；中品之药，主养性以应人，斟酌得宜，补赢遏病；下品之药，主治病以应地，以毒攻毒，破积攻坚。药性理论，已臻完备。中华本草，千载绵延，源头活水，始自《本经》。

又有问难之作，名曰《难经》。《难经》者，非经也。盖黄帝之书，文辞邈远，义理深邃，章句难辨。贤者以经文为难而释之也。旨在"推行经旨，发挥至道，剖晰疑义，垂示后学"（徐大椿《医学源流论》）。托名越人者，则是作者做好事不留名，宣行大道，浮名何求？是真名士自高贤也。其阐释经典之功，足与《内经》并垂千古。

追至汉末，国运衰败，秩序沦丧，横夭莫救，哀鸿遍野，生民惶惶。乱世名医，经世辈出。仓公诊籍，涪翁渔钓；橘井泉香，杏林春暖；壶翁悬壶济世，郭玉难诊贵人；华佗性恶矜技，终以戮死；外科神技，因狱吏畏死而不受；《中藏》托名，亦名医应验之临床。唯有仲景，尊为医圣，《伤寒杂病》，万古流芳。

仲景之书，创六经辨证体系，立医学思维之纲。然东汉末年，辨证论治并非医学主流，诊病疗疾，皆凭经验，"各承家技，终始顺旧"，某方治某病，某病用某方，只知其常，不达其变，于是变证丛生，灾祸频发。"《伤寒论》所述，乃为庸医误治而设"（徐大椿《医学源流论》），可谓一语中的。仲景之书，常病不多，变证迭出。各种顺变之策，便是辨证论治思想所在，亦即仲景伟大之所在。概《伤寒论》之精要，"知犯何逆，随证治之"当为肯綮之节。

王叔和编次仲景书，有功亦有过；林亿校正古医书，增删又补改。存世医籍，历经斧凿修改或粉饰加工，甚或掺杂私见，不乏狗尾续貂。及至马王堆医书出土，十四种医籍横空出世，二十四正史未见著录，尘封土埋，委屈千年，一朝面世，惊人心目。今人得见汉代医书真迹原貌，实为我辈幸甚之事。

东汉末世，延及三国；汉魏三国，汉脉绵延，故王叔和《脉经》，皇甫谧《甲乙经》，实为汉医余蕴；叔和皇甫，亦为仲景一脉。《伤寒》《脉经》《甲乙经》，分别成于公元210、250、259年前后，仲景或为叔和师，叔和与士安同时，短短数十年间，出现内科、脉学、针灸学三位泰斗，诞生三个学科划时代巨著，彰显四百年大汉医学成就。

魏晋时期，豪杰争雄，改朝换代如家常便饭。政权更迭频繁，帝王忙于征战夺权，经济呈现中衰之态。三国以降，民众思想自由开放，社会文化高速发展，哲学、文学、史学、科技、美术、书法、音乐，各有巨星闪耀其间。草原游牧文化南下，撞击中原汉族文化，儒家道德风范不再崇高，道家精神气质争相效仿，美男子横行于世，五石散翕然传授。士大夫儒道兼修，面对世道衰乱，既不甘隐避，则托为放逸。功名难就，遂开清谈之议；世态炎凉，益尚玄学之风。衣冠不再整，烂衫过闹市，史称魏晋风流。自此，"欲上不能达志，欲下不甘认俗"成为中国知识分子特殊品质。道教葛洪

"苟全性命于乱世，不求闻达于诸侯"，高仕不遂，转而内圣，由儒入道，追求仙道贵生，鼓吹神仙不死，强调"人人皆可成仙"，著《抱朴子》《肘后方》，为长寿学先导，传急救学仙方。

外科著作《刘涓子鬼遗方》，集晋以前外科学之大成。谓刘涓子郊猎，遇黄父鬼而得痈疽方一部。命曰"鬼遗"者，乃玄其说，冀取重于世，亦晋代倡导玄学之常用手法。

"六朝霸业成逝水，千古名山犹姓陶。"六朝陶弘景，承魏晋之风，号"山中宰相"，虽托为放逸，实不甘隐避。不甘隐避，则饱读诗书，勤于著述，成为著名道教思想家、医药学家；托为放逸，则结草为庐，读书采药，为民治病。所著《本草经集注》，为《本经》后又一本草学集大成者。

隋历二世，恍若流星。国虽短暂，民富兵强。一统天下，结束魏晋南北朝分裂乱象；赫赫武功，战胜天下最强大突厥帝国；凿大运河，派遣隋使，开千年科举；"开皇之治"，安居乐业，朝野欢娱，积财富无俦；"中外仓库，无不盈积；钱币丰盈，积于廊庑"，"古今国计之富莫如隋"（《文献通考》）。及至灭国之后，府库钱粮犹供李唐王朝二十年未竭！

国富则医杰，政和而民健。《诸病源候论》者，隋代太医巢元方奉诏所作也。是书"会粹群说，沉研精理，形脉之证，罔不赅集"。上稽圣经，宗《内经》之天人合一，阴阳五行，治病求本；旁撷奇道，翔实证之细部观察；疥虫蛔虫，过敏漆疮，消渴专篇，还原思想初现端倪；内科外科，妇孺外伤，现代分科已具雏形。书成之后，列于医学"七经"之一；传播广远，比肩黄帝卢扁之书。

隋祚之继，是为盛唐。杨上善者，生于隋，卒于唐，晚年得官，奉唐高宗敕命撰注《黄帝内经太素》，故《太素》已属初唐医著。杨隋李唐，姻亲盘错，本是一家；隋人著书，成于大唐，两属皆可。隋唐之属，姑且不论；学术传承，骨血相连。《太素》撰成，传《内经》古本，补校正医书局之不足；编文章类次，无腐儒校书郎之过失；注可疑词句，增匠心独运者之心得。惜乎珍本早佚，失传千年；幸有东瀛旧抄，医家万幸；寺僧厥功甚伟，友邦必须诚谢！

秦汉晋隋，中医学已成大观；医随国运，本丛书可见一斑。无论分裂内乱，外族征战，列强争霸，饥馑灾荒，总有英雄豪杰一统江山，创造辉煌，成就"大秦壮烈""大汉昌盛""魏晋风流""隋唐富强"时代风貌。中医药学，与国家命运共沉浮：战争年代，在战火之中救死扶伤；太平盛世，为华夏儿女维护健康；名医大德，创理法方药载于典籍；医学宝库，增中华文明璀璨光芒。

如今国运日昌，力倡提高中华文化自信；助力中医振兴，助力中国中医药出版社整理出版中医古籍。秦汉晋隋，医书各有所长；今日繁荣，历史可鉴可参。永泰编审精心策划，精选历朝经典；众师长一艺通神，校订且优且良。书既已成，嘱吾赘言，吾乃学识浅陋，目光短浅，难测历史渊微，少读中医文献，无以概述精华所在，只知此本奥妙精深。好学深思之士，必得古书妙用，撷祖先智慧，为现代人类营建安康。若此者，弁言浅陋，亦不为无补尔。

王旭东

二〇一八年初冬

总 目 录

扁鹊（秦越人）医学全书 ·· 1

华佗医学全书 ··· 45

扁鹊（秦越人）医学全书

张永泰 编

难经

扁鹊（卢国·秦越人） 撰

张永泰 校注

校 注 说 明

《扁鹊（秦越人）医学全书》收录《难经》。

《难经》，原名《黄帝八十一难经》，又称《八十一难》《八十一问》，传说为战国时期扁鹊所作。扁鹊，名秦越人，战国时卢国渤海郡郑（今河北任丘）人，著名医学家，中医脉诊的倡导者。秦越人医术高超，百姓敬他为神医，故人亦称其为扁鹊。《难经》一书，有人认为是秦越人（扁鹊）所作，有人认为是六朝人的托名之作，也有人认为是先秦名医所作，非出于一人之手，可谓众说纷纭，莫衷一是。唐·杨玄操在《难经集注·序》中明确指出："《黄帝八十一难经》者，斯乃勃海秦越人之所作也。"中国近现代著名的文献学家、目录学家余嘉锡说得好："《难经》《素问》《灵枢》同为张仲景撰《伤寒论》时所采用，其为医家古书了无疑义，不始于吕广作注，更不始见于《隋志》也。《史记·仓公传》所谓《黄帝扁鹊脉书》，疑即指《难经》言之。"《难经》自医圣张仲景始，得到历代医家推崇，古今研究注释《难经》者不下数十家，其中现存最早、影响最大、流传最广的当首推元·滑寿的《难经本义》。

本次校注整理的原则与方法：

1. 底本：有关《难经》的研究注释古今不下数十家，其中现存最早、影响最大、流传最广的当首推元·滑寿的《难经本义》，故选用《古今医统正脉全书》本为底本，参考人民卫生出版社1979年出版的《难经校释》的做法，不录"本义"文字内容。

2. 主要校本：上海涵芬楼影印明正统道藏本（简称道藏本）；明万历十二年周对峰刻本（简称周本）；《难经集注》，人民卫生出版社排印本；《灵枢经》，元至元五年胡氏古林书堂刻本（简称《灵枢》）；《针灸甲乙经》（简称《甲乙经》），人民卫生出版社影印本；《黄帝内经素问》（简称《素问》），明顾从德翻刻宋本；《黄帝内经太素》（简称《太素》），人民卫生出版社影印本、东洋医学丛书影印本；《脉经》，元天历庚午年（1330）叶氏广勤书堂刻本；《备急千金要方》（简称《千金要方》），人民卫生出版社影印本；《千金翼方》人民卫生出版社影印本；《外台秘要》（简称《外台》），人民卫生出版社影印本。

3. 原书为繁体竖排，今改为简体横排并进行现代标点。

4. 原书异体字、古字、俗写字，无须进行校注的径改为规范简体字，不出校勘记。原文"俞""腧"保留不改。通假字、避讳字首见出校勘记。

5. 原书冷僻的字词加以注解，注音采用汉语拼音加直音的形式。

6. 原书"本义"文字内容未予收录。

7. 为便于研习查阅，书后附有《史记·扁鹊仓公列传》与《难经本义》序文。

8. 本次整理主要参考了《难经校释》《难经校注》。

张永泰

二〇二五年春

目　　录

论经脉 ……………………………………………………………… 8

　　一难—二十二难 …………………………………………… 8

经络 ……………………………………………………………… 17

　　二十三难—二十九难 …………………………………… 17

脏腑 ……………………………………………………………… 21

　　三十难—四十七难 ……………………………………… 21

疾病 ……………………………………………………………… 27

　　四十八难—六十一难 …………………………………… 27

腧穴 ……………………………………………………………… 32

　　六十二难—六十八难 …………………………………… 32

针法 ……………………………………………………………… 34

　　六十九难—八十一难 …………………………………… 34

附录一　扁鹊仓公列传（节选）………………………………… 38

附录二　难经本义序（一）……………………………………… 41

附录三　难经本义序（二）……………………………………… 42

附录四　难经本义序（三）……………………………………… 43

附录五　难经本义自序 …………………………………………… 44

论 经 脉

一难—二十二难

一难曰：十二经皆有动脉，独取寸口，以决五脏六腑死生吉凶之法，何谓也？

然：寸口者，脉之大会，手太阴之脉动❶也。

人一呼脉行三寸，一吸脉行三寸，呼吸定息，脉❷行六寸。人一日一夜，凡一万三千五百息，脉行五十度，周于身，漏水下百刻，荣卫行阳二十五度，行阴亦二十五度，为一周也。故五十度复会于手太阴。寸口者，五脏六腑❸之所终始，故法取于寸口也。

二难曰：脉有尺寸，何谓也？

然：尺寸者，脉之大要会也。

从关至尺，是尺内，阴之所治也；从关至鱼际，是寸口❹内，阳之所治也。故分寸为尺，分尺为寸。故阴得尺内一寸，阳得寸内之九分。尺寸终始，一寸九分，故曰尺寸也。

三难曰：脉有太过，有不及，有阴阳相乘，有覆有溢，有关有格，何谓也？

然：关之❺前者，阳之动也，脉当见九分而浮。过者，法曰太过；减

---

❶ 脉动：《脉经》卷一《辨尺寸阴阳荣卫度数》作"动脉"，与上文"皆有动脉"相合。似是，当乙正。

❷ 脉：《灵枢·五十营》作"气"。

❸ 六腑：《千金翼方》卷二十五《诊候大意》"六腑"下有"气血"二字。

❹ 口：《千金翼方》卷二十五《诊候大意》无"口"字，《难经集注》同。

❺ 之：原作"以"，据《脉经》卷一《分别三关境界脉候所主》改。

者，法曰不及。遂上鱼为溢，为外关内格，此阴乘之脉也。

关以后者，阴之动也，脉当见一寸而沉。过者，法曰太过；减者，法曰不及。遂入尺为覆，为内关外格，此阳乘之脉也。故曰覆溢，是其真脏之脉，人不病而死也。

四难曰：脉有阴阳之法，何谓也？

然：呼出心与肺，吸入肾与肝，呼吸之间，脾受谷味❶也，其脉在中。浮者阳也，沉者阴也，故曰阴阳也。

心肺俱浮，何以别之？

然：浮而大散者，心也；浮而短涩者，肺也。

肾肝俱沉，何以别之？

然：牢而长者，肝也；按之濡，举指来实❷者，肾也。脾者中州，故其脉在中❸。是阴阳之法❹也。

脉有一阴一阳，一阴二阳，一阴三阳；有一阳一阴，一阳二阴，一阳三阴。如此之言❺，寸口有六脉俱动耶？

然：此言者，非有六脉俱动也，谓浮、沉、长、短、滑、涩也。浮者阳也，滑者阳也，长者阳也；沉者阴也，短者阴也，涩者阴也。所谓一阴一阳者，谓脉来沉而滑也；一阴二阳者，谓脉来沉滑而长也；一阴三阳者，谓脉来浮滑而长，时一沉也。所言一阳一阴者，谓脉来浮而涩也；一阳二阴者，谓脉来长而沉涩也；一阳三阴者，谓脉来沉涩而短，时一浮也。各以其经所在名病逆顺也。

五难曰：脉有轻重，何谓也？

然：初持脉，如三菽之重，与皮毛相得者，肺部也；如六菽之重，与血脉相得者，心部也；如九菽之重，与肌肉相得者，脾部也；如十二菽之重，

---

❶ 受谷味：《难经经释》："受谷味三字，亦属赘词。"

❷ 实：《太平圣惠方》卷一《辨阴阳脉法》作"疾"。似是。

❸ 脾者中州，故其脉在中：《脉经》卷一《辨脉阴阳大法》原校注引《千金翼方》作"迟缓而长者，脾也"，与文例合。

❹ 法：《千金翼方》卷二十八《淋病》、《太平圣惠方》卷一《辨阴阳脉法》作"脉"。为是。

❺ 之言：《脉经》卷一《辨脉阴阳大法》、《千金翼方》卷二十八《淋病》作"言之"。

与筋平者，肝部也；按之至骨，举指❶来疾者，肾部也。故曰轻重也。

六难曰：脉有阴盛阳虚，阳盛阴虚，何谓也？

然：浮之损小，沉之实大，故曰阴盛阳虚。沉之损小，浮之实大，故曰阳盛阴虚。是阴阳虚实之意也。

七难曰：经言少阳之至❷，乍大乍小，乍短乍长；阳明之至，浮大而短；太阳之至，洪大而长；太阴❸之至，紧大❹而长；少阴❺之至，紧细而微；厥明之至，沉短而敦❻。此六者，是平脉耶？将病脉耶？

然：皆王脉也。

其气以何月，各王几日？

然：冬至之后，得甲子少阳王，复得甲子阳明王，复得甲子太阳王，复得甲子太阴王，复得甲子少阴王，复得甲子厥阴王。王各六十日，六六三百六十日，以成一岁。此三阳三阴之王时日大要也。

八难曰：寸口脉平而死者，何谓也？

然：诸十二经脉者，皆系于生气之原。所谓生气之原者，谓十二经之根本也，谓肾间动气也。此五脏六腑之本，十二经脉之根，呼吸之门，三焦之原，一名守邪之神。故气者，人之根本也，根绝则茎叶枯矣。寸口脉平而死者，生气独绝于内也。

九难曰：何以别知脏腑之病邪？

然：数者腑也，迟者脏也。数则为热，迟则为寒。诸阳为热，诸阴为寒。故以别知脏腑之病也。

十难曰：一脉为十变者，何谓也？

然：五邪刚柔相逢之意也。假令心脉急甚者。肝邪干心也；心脉微急者，

---

❶　指：《脉经》卷一《持脉轻重法》、《千金翼方》卷二十八《淋病》"指"作"之"。

❷　至：《脉经》卷五《扁鹊阴阳脉法》作"脉"。

❸　太阴：《脉经》卷五《扁鹊阴阳脉法》"太阴"作"少阴"。

❹　大：《脉经》卷五《扁鹊阴阳脉法》作"细"。

❺　少阴：《脉经》卷五《扁鹊阴阳脉法》"少阴"作"太阴"。

❻　敦：《脉经》卷五《扁鹊阴阳脉法》作"紧"。

胆邪干小肠也；心脉大甚者，心邪自干心也；心脉微大者，小肠邪自干小肠也。心脉缓甚者，脾邪干心也；心脉微缓者，胃邪干小肠也；心脉涩甚者，肺邪干心也；心脉微涩者，大肠邪干小肠也。心脉沉甚者，肾邪干心也；心脉微沉者，膀胱邪干小肠也。五脏各有刚柔邪，故令一脉辄变为十也。

十一难曰：经言脉不满五十动而一止，一脏无气者，何脏也？

然：人吸者随阴入，呼者因阳出。今吸不能至肾，至肝而还，故知一脏无气者，肾气先尽也。

十二难曰：经言五脏脉已绝于内，用针者反实其外。五脏脉已绝于外，用针者反实其内。内外之绝，何以别之？

然：五脏脉已绝于内者，肾肝气已绝于内也，而医反补其心肺；五脏脉已绝于外者，其心肺气❶已绝外也，而医反补其肾肝。阳绝补阴，阴绝补阳，是谓实实虚虚，损不足益有余，如此死者，医杀之耳。

十三难曰：经言见其色而不得其脉，反得相胜之脉者即死，得相生之脉者病即自已。色之与脉，当参相应，为之奈何？

然：五脏有五色，皆见于面，亦当与寸口、尺内相应。假令色青，其脉当弦而急；色赤，其脉浮大而散；色黄，其脉中缓而大；色白，其脉浮涩而短；色黑，其脉沉濡而滑。此所谓五色之与脉，当参相应也。

脉数，尺之皮肤亦数；脉急，尺之皮肤亦急；脉缓，尺之皮肤亦缓；脉涩，尺之皮肤亦涩；脉滑，尺之皮肤亦滑。

五脏各有声色臭味，当与寸口、尺内相应，其不应❷者，病也。假令色青，其脉浮涩而短，若大而缓，为相胜；浮大而散，若小而滑，为相生也。

经言：知一为下工，知二为中工，知三为上工。上工者十全九，中工者十全七，下工者十全六，此之谓也。

十四难曰：脉有损至，何谓也？

然：至❸之脉，一呼再至曰平，三至曰离经，四至曰夺精，五至曰死，六

---

❶ 气：原作"脉"，据《灵枢·九针十二原》改，以与上文"肾肝气"合。

❷ 不应：《难经集注》作"不相应"。

❸ 至：《千金翼方》卷二十五《诊杂病脉》"至"上有"损"字。

至曰命绝，此至❶之脉也。何谓损？一呼一至曰离经，再呼一至曰夺精，三呼一至曰死，四呼一至曰命绝，此❷损之脉也。至脉从下上，损脉从上下也。

损脉之为病奈何？

然：一损损于皮毛，皮聚而毛落；二损损于血脉，血脉虚少，不能荣于五脏六腑；三损损于肌肉，肌肉消瘦，饮食不能为肌肤；四损损于筋，筋缓不能自收❸持；五损损于骨，骨痿不能起于床。反此者，至脉之病也。从上下者，骨痿不能起于床者死；从下上者，皮聚而毛落者死。

治损之法奈何？

然：损其肺者，益其气；损其心者，调其荣卫；损其脾者，调其饮食，适其寒温；损其肝者，缓其中；损其肾者，益其精。此治损之法也。

脉有一呼再至，一吸再至；有一呼三至，一吸三至；有一呼四至，一吸四至；有一呼五至，一吸五至；有一呼六至，一吸六至；有一呼一至，一吸一至；有再呼一至，再吸一至；有呼吸再至。脉来如此，何以别知其病也？

然：脉来一呼再至，一吸再至，不大不小曰平。一呼三至，一吸三至，为适得病，前大后小，即头痛目眩；前小后大，即胸满短气。一呼四至，一吸四至，病欲甚，脉洪大者，苦烦满；沉细者，腹中痛；滑者伤热；涩者中雾露。一呼五至，一吸五至，其人当困，沉细夜加，浮大昼加，不大不小，虽困可治，其有小大者，为难治。一呼六至，一吸六至，为死脉也，沉细夜死，浮大昼死。一呼一至，一吸一至，名曰损，人虽能行，犹当着床，所以然者，血气皆不足故也。再呼一至，再吸一至，呼吸再至，此四字即前衍文。名曰无魂，无魂者，当死也，人虽能行，名曰行尸。

上部有脉，下部无脉，其人当吐，不吐者死。上部无脉，下部有脉，虽困无能为害。所以然者，人之有尺，譬如❹树之有根，枝叶虽枯槁，根本将自生。脉❺有根本，人有元气，故知不死。

十五难曰：经言春脉弦，夏脉钩，秋脉毛，冬脉石，是王脉耶？将病脉也？

然：弦、钩、毛、石者，四时之脉也。春脉弦者，肝东方木也，万物始

---

❶　至：《难经集注》作"死"。

❷　此：《难经集注》"此"下有"谓"字，应据补。

❸　收：《千金翼方》卷二十五《诊杂病脉》作"扶"。

❹　譬如："譬如"二字，原在"人之"前，据周本改。于义为顺。

❺　脉：《脉经》卷四《辨三部九候脉证》作"木"。

生，未有枝叶，故其脉之来，濡弱而长，故曰弦。

夏脉钩者，心南方火也，万物之所茂❶，垂枝布叶，皆下曲如钩，故其脉之来疾去迟，故曰钩。

秋脉毛者，肺西方金也，万物之所终，草木华叶，皆秋而落，其枝独在，若毫毛也。故其脉之来，轻虚以浮，故曰毛。

冬脉石者，肾北方水也，万物之所藏也，盛冬之时，水凝如石，故其脉之来，沉濡而滑，故曰石。此四时之脉也。

如有变奈何？

然：春脉弦，反者为病。

何谓反？

然：其气来实强，是谓太过，病在外；气来虚微，是谓不及，病在内。脉❷来厌厌聂聂❸，如循榆叶曰平；益实而滑，如循长竿曰病；急而劲益强，如新张弓弦曰死。春脉微弦曰平，弦多胃气少曰病，但弦无胃气曰死。春以胃气为本。

夏脉钩，反者为病。何谓反？

然：其气来实强，是谓太过，病在外；气来虚微，是谓不及，病在内。其脉来累累❹如环，如循琅玕❺曰平；来而益数，如鸡举足者曰病；前曲后居，如操带钩曰死。夏脉微钩曰平，钩多胃气少曰病，但钩无胃气曰死。夏以胃气为本。

秋脉毛，反者为病。何谓反？

然：其气来实强，是谓太过，病在外；气来虚微，是谓不及，病在内。其脉来蔼蔼❻如车盖，按之益大曰平；不上不下，如循鸡羽曰病；按之萧索，如风吹毛曰死。秋脉微毛曰平，毛多胃气少曰病，但毛无胃气曰死。秋以胃气为本。

冬脉石，反者为病。何谓反？

然：其气来实强，是谓太过，病在外；气来虚微，是谓不及，病在内。

---

❶ 茂：《素问·玉机真脏论》《难经集注》作"盛"。茂、盛义同。

❷ 脉：原作"气"，据《素问·平人气象论》及文义论。

❸ 厌厌聂聂：轻虚平和貌。厌厌，安静微弱貌。聂聂，轻虚平和貌。

❹ 累累：连接不断。

❺ 琅玕：似玉的美石。

❻ 蔼蔼：茂盛众多貌。

脉来上大下兑❶，濡滑如雀之啄❷曰平；啄啄❸连属，其中微曲曰病；来如解索，去如弹石曰死。冬脉微石曰平，石多胃气少曰病，但石无胃气曰死。冬以胃气为本。

胃者，水谷之海，主禀四时，皆以胃气为本。是谓四时之变病，死生之要会也。

脾者，中州也，其平和不可见，衰乃见耳。来如雀之啄，如水之下漏，是脾衰见也。

十六难曰：脉有三部九候，有阴阳，有轻重，有六十首，一脉变为四时。离圣久远，各自是其法，何以别之？

然：是其病，有内外证。

其病为之奈何？

然：假令得肝脉，其外证善洁，面青，善怒；其内证齐❹左有动气，按之牢若痛。其病四肢满，闭淋，溲便难，转筋。有是者肝也，无是者非也。

假令得心脉，其外证面赤，口干，喜笑；其内证齐上有动气，按之牢若痛。其病烦心，心痛，掌中热而哕❺。有是者心也，无是者非也。

假令得脾脉，其外证面黄，善噫，善思，善味；其内证当齐有动气，按之牢若痛。其病腹胀满，食不消，体重节痛，怠堕嗜卧，四支❻不收。有是者脾也，无是者非也。

假令得肺脉，其外证面白，善嚏，悲愁不乐，欲哭；其内证齐右有动气，按之牢若痛。其病喘咳，洒淅寒热。有是者肺也，无是者非也。

假令得肾脉，其外证面黑，善恐，欠；其内证下有动气，按之牢若痛。其病逆气，小腹急痛，泄如下重，足胫寒而逆。有是者肾也，无是者非也。

十七难曰：经言病或有死，或有不治自愈，或连年月不已，其死生存

---

❶ 兑：通"锐"。锋利。《史记·天官书》："前列直斗口三星，随北端兑，若见若不。"

❷ 雀之啄：《素问·玉机真脏论》作"鸟之喙"；啄，《素问·平人气象论》新校正："又别本喙作啄。"

❸ 啄啄：《素问·平人气象论》作"喘喘"。喘喘，喻脉之数疾。

❹ 齐：通"脐"。《素问·奇病论》："环齐而痛，是为何病？"

❺ 哕（yuē 哕）：丹波元胤曰："哕即哕字。《说文》曰：'哕，气牾也。'《本义》以哕为干呕。非。"哕，古同"哕"。

❻ 支：通"肢"。《淮南子·原道》："四支不勤。"

亡，可切脉而知之耶？

然：可尽知也。

诊病若闭目不欲见人者，脉当得肝脉强❶急而长，而反得肺脉浮短而涩者，死也。

病若开目而渴，心下牢者，脉当得紧实而数，反得浮涩而微者，死也。

病若吐血，复鼽衄血者，脉当沉细，而反浮大而牢者，死也。

病若谵言妄语，身当有热，脉当洪大，而反❷手足厥逆，脉沉细而微者，死也。

病若大腹而泄者，脉当微细而涩，反紧大而滑者，死也。

十八难曰：脉有三部，部有四经。手有太阴、阳明，足有太阳、少阴，为上下部，何谓也？

然：手太阴、阳明，金也；足少阴、太阳，水也。金生水，水流下行而不能上，故在下部也。足厥阴、少阳，木也，生手太阳、少阴火，火炎上行而不能下，故为上部。手心主少阳火，生足太阴、阳明土，土主中宫，故在中部也。此皆五行子母更相生养者也。

脉有三部九候，各何主之？

然：三部者，寸关尺也；九候者，浮中沉也。上部法天，主胸以上至头之有疾也；中部法人，主膈以下至齐之有疾也；下部法地，主齐以下至足之有疾也。审而刺之者也。

人病有沉滞久积聚，可切脉而知之耶？

然：诊在右胁有积气，得肺脉结甚则积甚，结微则气微。

诊不得肺脉而右胁有积气者，何也？

然：肺脉虽不见右手，脉当沉伏。

其外痼疾同法耶？将异也？

然：结者，脉来去时一止无常数，名曰结也；伏者，脉行筋下也；浮者，脉在肉上行也。左右表里，法皆如此。

假令脉结伏者，内无积聚，脉浮结者，外无痼疾。有积聚脉不结伏，有痼疾脉不浮结，为脉不应病，病不应脉，是为死病也。

---

❶ 强：《脉经》卷五《扁鹊诊诸反逆死脉要诀》作"弦"。

❷ 反：《脉经》卷五《扁鹊诊诸反逆死脉要诀》无。

十九难曰：经言脉有逆顺，男女有恒。而反者何谓也？

然：男子生于寅，寅为木，阳也。女子生于申，申为金，阴也。故男脉在关上，女脉在关下，是以男子尺脉恒弱，女子尺脉恒盛也，是其常也。

反者，男得女脉，女得男脉也。

其为病何如？

然：男得女脉为不足，病在内，左得之病在左，右得之病在右，随脉言之也。女得男脉为太过，病在四肢，左得之病在左，右得之病在右，随脉言之，此之谓也。

二十难曰：经言脉有伏匿，伏匿于何脏而言伏匿耶？

然：谓阴阳更相乘，更相伏❶也。脉居阴而反阳脉见者，为阳乘阴也。脉虽❷时沉涩而短，此谓阳中伏阴也。脉居阳部而反阴脉见者，为阴乘阳也。脉虽❸时浮滑而长，此谓阴中伏阳也。

重阳者狂，重阴者癫；脱阳者见鬼，脱阴者目盲。

二十一难曰：经言：人形❹病，脉不病，曰生；脉病，形❺不病，曰死，何谓也？

然：人形病，脉不病，非有不病者也，谓息数不应脉数也。此大法。

二十二难曰：经言脉有是动，有所生病，一脉变为二病者，何也？

然：经言是动者，气也；所生病者，血也。邪在气，气为是动；邪在血，血为所生病。气主呴❻之，血主濡之。气留而不行者，为气先病也；血壅而不濡者，为血后病也。故先为是动，后所生也。

---

❶ 更相伏："更相"二字《千金翼方》卷二十五《诊脉大意》无，蒙上衍，当删，"伏"字属上读。

❷ 脉虽：《千金翼方》卷二十五《诊脉大意》作"虽阳脉"。

❸ 脉虽：《千金翼方》卷二十五《诊脉大意》作"虽阴脉"。

❹ 形：《脉经》卷五《扁鹊诊诸反逆死脉要诀》无。

❺ 形：《脉经》卷五《扁鹊诊诸反逆死脉要诀》作"人"。

❻ 呴（xǔ许）：《难经本义》："呴，煦也。"《集韵》："气以温之也。"

经　　络

二十三难—二十九难

二十三难曰：手足三阴三阳，脉之度数，可晓以不？

然：手三阳之脉，从手至头，长五尺，五六合三丈。

手三阴之脉，从手至胸中，长三尺五寸，三六一丈八尺，五六三尺合二丈一尺。

足三阳之脉，从足至头，长八尺。六八四丈八尺。

足三阴之脉，从足至胸，长六尺五寸，六六三丈六尺，五六三尺合三丈九尺。人两足跷脉，从足至目，长七尺五寸，二七一丈四尺，二五一尺合一丈五尺。

督脉、任脉各长四尺五寸，二四八尺，二五一尺，合九尺。凡脉长一十六丈二尺，此所谓十二经脉长短之数也。

经脉十二，络脉十五，何始何穷也？

然：经脉者，行血气，通阴阳，以荣于身者也。其始从中焦注手太阴阳明，阳明注足阳明太阴，太阴注手少阴太阳，太阳注足太阳少阴，少阴注手心主少阳，少阳注足少阳厥阴，厥阴复还注手太阴。

别络十五，皆因其原。如环无端，转相灌溉，朝于寸口人迎，以处百病而决死生也。

经云：明知终始，阴阳定矣。何谓也？

然：终始者，脉之纪也。寸口、人迎，阴阳之气，通于朝使，如环无端，故曰始也。终者，三阴三阳之脉绝，绝则死，死各有形，故曰终也。

二十四难曰：手足三阴三阳气已绝，何以为候？可知其吉凶否？

　　然：足少阴气绝，即骨枯。少阴者，冬脉也，伏行而温❶于骨髓，故骨髓不温①即肉不着骨，骨肉不相亲，即肉濡❷而却，故齿长而枯❸，发无润泽，无润泽者骨先死。戊日笃，己日死。

　　足太阴气绝，则脉不营❹其口唇。口唇者，肌肉之本也。脉不荣则肌肉不滑泽，肌肉不滑泽则肉满❺，肉满❺则唇反，唇反则肉先死。甲日笃，乙日死。

　　足厥阴气绝，即筋缩引卵与舌卷❻。厥阴者，肝脉也。肝者，筋之合也。筋者，聚于阴器而络于舌本。故脉不营则筋缩急，缩急引卵与舌。故舌卷卵缩，此筋先死，庚日笃，辛日死。

　　手太阴气绝，即皮毛焦。太阴者，肺也，行气温于皮毛者也。气弗营则皮毛焦，皮毛焦则津液去，津液去即皮节伤，皮节伤则皮枯毛折，毛折者则毛先死。丙日笃，丁日死。

　　手少阴气绝则脉不通，脉不通则血不流，血不流则色泽去，故面色黑如黧，此血先死。壬日笃，癸日死。

　　三阴气绝者则目眩转目瞑❼，目瞑者为失志，失志者则志先死，死即目瞑也。

　　六阳气俱绝者，则阴与阳相离。阴阳相离则腠理泄，绝汗乃出，大如贯珠，转出不流，即气先死，旦占夕死，夕占旦死。

　　二十五难曰：有十二经，五脏六腑十一耳，其一经者，何等经也？

　　然：一经者，手少阴与心主别脉也。心主与三焦为表里，俱有名而无形，故言经有十二也。

　　二十六难曰：经有十二，络有十五，余三络者，是何等络也？

---

　　❶ 温：《灵枢·经脉》作"濡"。
　　❷ 濡：通"软"。《诗经·郑风·羔裘》："羔裘如濡。"《甲乙经》卷六《五味所宜五脏生病大论》作"㪱"。㪱，古同"软"。
　　❸ 枯：《灵枢·经脉》、《脉经》卷三《肾膀胱部》作"垢"。
　　❹ 营：《难经集注》作"荣"。
　　❺ 肉满：《灵枢·经脉》作"人中满"。
　　❻ 卷：《灵枢·经脉》、《脉经》卷三《肝胆部》、《甲乙经》卷二《十二经脉络脉支别》无"卷"字，疑衍。
　　❼ 目眩转目瞑：《灵枢·经脉》、《甲乙经》卷二《十二经脉络脉支别》"目眩"作"目系"，"目瞑"作"目运"。

然：有阳络，有阴络，有脾之大络。阳络者，阳跷之络也；阴络者，阴跷之络也。故络有十五焉。

二十七难曰：脉有奇经八脉者，不拘于十二经，何也？

然：有阳维，有阴维，有阳跷，有阴跷，有冲，有督，有任，有带之脉。凡此八脉者，皆不拘于经，故曰奇经八脉也。

经有十二，络有十五，凡二十七气，相随上下，何独不拘于经也？

然：圣人图设沟渠，通利水道，以备不虞❶。天雨降下，沟渠溢满，当此之时，滂沛妄作，圣人不能复图也。此络脉满溢，诸经不能复拘也。

二十八难曰：其奇经八脉者，既不拘于十二经，皆何起何继❷也？

然：督脉者，起于下极之俞，并于脊里，上至风府，入属于脑❸。

任脉者，起于中极之下，以上毛际，循腹里，上关元，至喉咽。

冲脉者，起于气冲❹，并足阳明❺之经，夹脐上行，至胸中而散也。

带脉者，起于季胁，回身一周。

阳跷脉者，起于跟中，循外踝上行，入风池。

阴跷脉者，亦起于跟中，循内踝上行，至❻咽喉，交贯冲脉。

阳维、阴维者，维络于身，溢畜不能环流灌溉诸经者也。故阳维起于诸阳会也，阴维起于诸阴交也。

比于圣人图设沟渠，沟渠满溢，流于深湖，故圣人不能拘通也。而人脉隆盛，入于八脉而不环周，故十二经亦不能拘之。其受邪气，畜则肿热，砭射❼之也。

二十九难曰：奇经之为病，何如？

然：阳维维于阳，阴维维于阴。阴阳不能自相维，则怅然失志，溶溶❽不

---

❶ 虞：原作"然"，据《脉经》卷一《辨尺寸阴阳荣卫度数》改。虞，预料。

❷ 继：《脉经》卷二《平奇经八脉病》作"系"。

❸ 入属于脑：《脉经》卷二《平奇经八脉病》无此四字。《太素》卷十《冲脉》杨上善注同。

❹ 冲：《素问·骨空论》、《太素》卷十《冲脉》作"街"。《甲乙经》卷二《奇经八脉》作"冲"，与《难经》同。

❺ 阳明：《素问·骨空论》作"少阴"。

❻ 至：《甲乙经》卷二《奇经八脉》引《难经》作"入"。

❼ 砭射：古代传统疗法。此指放血疗法。

❽ 溶溶：缓慢无力貌。

能自收持。阳维为病苦寒热，阴维为病苦心痛。阴跷为病，阳缓而阴急。阳跷为病，阴缓而阳急。冲之为病，逆气而里急。督之为病，脊强而厥。任之为病，其内苦结，男子为七疝，女子为瘕聚。带之为病，腹满，腰溶溶若坐水中。此奇经八脉之为病也。

脏 腑

三十难—四十七难

三十难曰：荣气之行常与卫气相随否？

然：经言人受气于谷，谷入于胃，乃传与五脏六腑。五脏六腑皆受于气，其清者为荣，浊者为卫，荣行脉中，卫行脉外，营周不息，五十而复大会，阴阳相贯，如环之无端，故知荣卫相随也。

三十一难曰：三焦者，何禀何生❶？何始何终？其治常在何许？可晓以否？

然：三焦者，水谷之道路，气之所终始也。上焦者，在心下，下膈，在胃上口，主内❷而不出，其治在膻中，玉堂下一寸六分，直两乳间陷者是。中焦者，在胃中脘，不上不下，主腐熟水谷，其治在齐傍。下焦者，当膀胱上口，主分别清浊，主出而不内，以传道也，其治在齐下一寸。故名曰三焦，其府在气街。一本作冲。

三十二难曰：五脏俱等，而心肺独在膈上者，何也？

然：心者血，肺者气，血为荣，气为卫，相随上下，谓之荣卫，通行经络，营周于外，故令心肺在膈上也。

三十三难曰：肝青象木，肺白象金。肝得水而沉，木得水而浮；肺得水而浮，金得水而沉，其意何也？

然：肝者，非为纯木也，乙角也庚之柔，一句。大言阴与阳，小言夫

---

❶ 生：按下文"上焦主内而不出""下焦主出而不内"，"生"疑"主"字之误。

❷ 内：通"纳"。《荀子·富国》："婚姻娉内，送逆无礼。"杨倞注："内读曰纳。"

与妇。释其微阳而吸其微阴之气，其意乐金，又行阴道多，故令肝得水而沉也。

肺者，非为纯金也，辛商也丙之柔，大言阴与阳，小言夫与妇。释其微阴，婚而就火，其意乐火，又行阳道多，故令肺得水而浮也。肺熟❶而复沉，肝熟而复浮者，何也？故知辛当归庚，乙当归甲也。

三十四难曰：五脏各有声色臭味液，皆可晓知以否？

然：《十变》言肝色青，其臭臊，其味酸，其声呼，其液泣。心色赤，其臭焦，其味苦，其声言❷，其液汗。脾色黄，其臭香，其味甘，其声歌，其液涎。肺色白，其臭腥，其味辛，其声哭，其液涕。肾色黑，其臭腐，其味咸，其声呻，其液唾。是五脏声、色、臭、味也。

五脏有七神，各何所藏耶？

然：脏者，人之神气所舍藏也。故肝藏魂，肺藏魄，心藏神，脾藏意与智，肾藏精与志也。

三十五难曰：五脏各有所腑，皆相近，而心肺独去大肠小肠远者，何也？

然：经言心荣肺卫，通行阳气，故居在上，大肠小肠传阴气而下，故居在下，所以相去而远也。

又诸腑者，皆阳也，清净之处。今大肠、小肠、胃与膀胱皆受不净，其意何也？

然：诸腑者，谓是非也。经言：小肠者，受盛之腑也。大肠者，传泻行道之腑也。胆者，清净之腑也。胃者，水谷之腑也。膀胱者，津液之腑也。一腑犹无两名，故知非也。

小肠者，心之腑。大肠者，肺之腑。胆者，肝之腑。胃者，脾之腑。膀胱者，肾之腑。

小肠谓赤肠，大肠谓白肠，胆者谓青肠，胃者谓黄肠，膀胱者谓黑肠，下焦之所治也。

---

❶ 熟：《难经集注》作"热"。

❷ 言：疑"笑"字之误。按：《素问·阴阳应象大论》"心在声为笑"，与肝之"呼"、脾之"歌"、肺之"哭"、肾之"呻"相对。

三十六难曰：脏各有一耳，肾独有两者，何也？

然：肾两者，非皆肾也。其左者为肾，右者为命门。命门者，诸神精之所舍，原气之所系也，男子以藏精，女子以系胞。故知肾有一也。

三十七难曰：五脏之气，于何发起，通于何许，可晓与否？

然：五脏者，当上关于❶九窍也。故肺气通于鼻，鼻和则知香臭矣；肝气通于目，目和则知黑白❷矣；脾气通于口，口和则知❸谷味矣；心气通于舌，舌和则知五味矣；肾气通于耳，耳和则知❹五音矣。五脏不和则九窍不通，六腑不和则留结为痈。

邪在六腑，则阳脉不和；阳脉不和，则气留之；气留之，则阳脉❺盛矣。

邪在五脏，则阴脉不和；阴脉不和，则血留之；血留之，则阴脉❻盛矣。阴气太盛则阳气不得相营也，故曰格。阳气太盛，则阴气不得相营也，故曰关❼。阴阳俱盛，不得相营也，故曰关格❽。关格者，不得尽其命而死矣。

经言：气独行于五脏，不营于六腑者，何也？

然：夫气之所行也，如水之流，不得息也。故阴脉营于五脏，阳脉营于六腑，如环无端，莫知其纪，终而复始，其不覆溢，人气内温❾于脏腑，外濡于腠理。

三十八难曰：脏惟有五，腑独有六者，何也？

然：所以腑有六者，谓三焦也。有原气之别焉，主持诸气，有名而无形，其经属手少阳，此外腑也，故言腑有六焉。

---

❶　当上关于：《灵枢·脉度》作"常内阅于"。义胜。

❷　知黑白：知，《灵枢·脉度》作"能辨"。知黑白，《甲乙经》卷一《五脏六腑官》作"视五色"。

❸　知：《甲乙经》卷一《五脏六腑官》作"别"。

❹　知：《灵枢·脉度》《甲乙经》卷一《五脏六腑官》作"文"。

❺　阳脉：《灵枢·脉度》《甲乙经》卷一《五脏六腑官》作"阳气"。

❻　阴脉：《灵枢·脉度》《甲乙经》卷一《五脏六腑官》作"阴气"。

❼　关：《灵枢·脉度》作"格"。

❽　格：《灵枢·脉度》作"关"。

❾　温：《灵枢·脉度》作"溉"。

三十九难曰：经言腑有五，脏有六者，何也？

然：六腑者，正有五腑也。五脏亦有六脏者，谓肾有两脏也，其左为肾，右为命门。命门者，精神之所舍也，男子以藏精，女子以系胞，其气与肾通。故言脏有六也。

腑有五者，何也？

然：五脏各一腑，三焦亦是一腑，然不属于五脏，故言腑有五焉。

四十难曰：经言肝主色，心主臭，脾主味，肺主声，肾主液。鼻者肺之候，而反知香臭；耳者肾之候，而反闻声。其意何也？

然：肺者，西方金也，金生于己，己者南方火，火者心，心主臭，故令鼻知香臭。肾者北方水也，水生于申，申者西方金，金者肺，肺主声，故令耳闻声。

四十一难曰：肝独有两叶，以何应也？

然：肝者，东方木也。木者，春也，万物始生，其尚幼小，意无所亲，去太阴尚近，离太阳不远，犹有两心，故有两叶，亦应木叶也。

四十二难曰：人肠胃长短，受水谷多少，各几何？

然：胃大一尺五寸，径五寸，长二尺六寸，横屈受水谷三斗五升，其中常留，谷二斗，水一斗五升。小肠大二寸半，径八分，分之少半，长三丈二尺，受谷二斗四升，水六升三合，合之大半。回肠大四寸，径一寸半，长二丈一尺，受谷一斗，水七升半。广肠大八寸，径二寸半，长尺八寸，受谷九升三合八分，合之一。故肠胃凡长五丈八尺四寸，合受水谷八斗七升六合八分，合之一。此肠胃长短，受水谷之数也。

肝重二❶斤四两，左三叶，右四叶，凡七叶，主藏魂。心重十二两，中有七孔三毛，盛精汁三合，主藏神。脾重二斤三两，扁广三寸，长五寸，有散膏半斤，主裹血，温五脏，主藏意❷。肺重三斤三两，六叶两耳，凡八叶，主藏魄。肾有两枚，重一斤一两，主藏志❸。

胆在肝之短叶间，重三两三铢，盛精汁三合。胃重二斤十四两，纡曲屈

---

❶ 二：《千金要方》卷十一《肝脏脉论》作"四"。

❷ 意：《千金要方》卷十五《脾脏脉论》作"营"。

❸ 志：《千金要方》卷十九《肾脏脉论》作"精"。

伸，长二尺六寸，大一尺五寸，径五寸，盛谷二斗，水一斗五升。小肠重二斤十四两，长三丈二尺，广二寸半，径八分，分之少半，左回叠积十六曲，盛谷二斗四升，水六升三合，合之大半。大肠重二斤十二两，长二丈一尺，广四寸，径一寸，当齐右回❶十六曲，盛谷一斗，水七升半。膀胱重九两二铢，纵广九寸，盛溺九升九合。

口广二寸半。唇至齿长九分，齿以后至会厌深三寸半，大容五合。舌重十两，长七寸，广二寸半。咽门重十二两，广二寸半，至胃长一尺六寸。喉咙重十二两，广二寸，长一尺二寸，九节。肛门重十二两，大八寸，径二寸大半，长二尺八寸，受谷九升三合八分，合之。

四十三难曰：人不食饮，七日而死者，何也？

然：人胃❷中当有留谷二斗，水一斗五升，故平人日再至圊，一行二升半，日❸中五升，七日五七三斗五升，而水谷尽矣。故平人不食饮七日而死者，水谷津液❹俱尽，即死矣。

四十四难曰：七冲门何在？

然：唇为飞门，齿为户门，会厌为吸门，胃为贲门，太仓下口为幽门，大肠、小肠会为阑门，下极为魄门，故曰七冲门也。

四十五难曰：经言八会者，何也？

然：腑会太仓，脏会季胁，筋会阳陵泉，髓会绝骨，血会膈俞，骨会大杼，脉会太渊，气会三焦外，一筋直两乳内也。热病在内者，取其会之气穴也。

四十六难曰：老人卧而不寐，少壮寐而不寤者，何也？

然：经言少壮者，血气盛，肌肉滑，气道通❺，荣卫之行不失于常，故昼日精，夜不寤也。老人血气衰，肌肉不滑，荣卫之道涩，故昼日不能精，

---

❶ 右回：《千金要方》卷十八《大肠腑脉论》"右回"下有"叠积"二字。

❷ 胃：《甲乙经》卷二《骨度肠度肠胃所受》"胃"上有"肠"字。

❸ 日：《灵枢·平人绝谷》"日"上有"一"字。

❹ 津液：《甲乙经》卷二《骨度肠度肠胃所受》、《千金要方》卷十八《大肠腑脉论》"津液"下有"精气"二字。

❺ 通：《甲乙经》卷一《荣卫三焦》作"利"。

夜不得寐也，故知老人不得寐也。

四十七难曰：人面独能耐寒者，何也？

然：人头者，诸阳之会也。诸阴脉皆至颈、胸中而还，独诸阳脉皆上至头耳，故令面耐寒也。

疾　病

四十八难—六十一难

四十八难曰：人有三虚三实，何谓也？

然：有脉之虚实，有病之虚实，有诊之虚实也。脉之虚实者，濡者为虚，紧❶牢者为实。病之虚实者，出者为虚，入者为实；言者为虚，不言者为实；缓者为虚，急者为实。诊之虚实者，濡者为虚，牢者为实❷；痒者为虚，痛者为实；外痛内快，为外实内虚；内痛外快，为内实外虚。故曰虚实也。

四十九难曰：有正经自病，有五邪所伤，何以别之？

然：忧愁思虑则伤心，形寒饮冷则伤肺，恚怒气逆上而不下则伤肝，饮食劳倦则伤脾，久坐湿地、强力入水则伤肾，是正经之自病也。

何谓五邪？

然：有中风，有伤暑，有饮食劳倦，有伤寒，有中湿，此之谓五邪。

假令心病，何以知中风得之？

然：其色当赤。何以言之？肝主色，自入为青，入心为赤，入脾为黄，入肺为白，入肾为黑。肝为心邪，故知当赤色，其病身热，胁下满痛，其脉浮大而弦。

何以知伤暑得之？

然：当恶臭。何以言之？心主臭，自入为焦臭，入脾为香臭，入肝为臊臭，入肾为腐臭，入肺为腥臭。故知心病伤暑得之，当恶臭，其病身热而烦心痛，其脉浮大而散。

---

❶　紧：《脉经》卷一《平虚实》无"紧"字。疑衍。

❷　濡者为虚，牢者为实：《脉经》卷一《平虚实》无此八字。

何以知饮食劳倦得之？

然：当喜苦味也。虚为不欲食，实为欲食。何以言之？脾主味，入肝为酸，入心为苦，入肺为辛，入肾为咸，自入为甘。故知脾邪入心为喜，苦味也。其病身热，而体重嗜卧，四肢不收，其脉浮大而缓。

何以知伤寒得之？

然：当谵言妄语，何以言之？肺主声，入肝为呼，入心为言，入脾为歌，入肾为呻，自入为哭。故知肺邪入心，为谵言妄语也。其病身热，洒洒恶寒，甚则喘咳，其脉浮大而涩。

何以知中湿得之？

然：当喜汗出不可止。何以言之？肾主湿，入肝为泣，入心为汗，入脾为涎，入肺为涕，自入为唾。故知肾邪入心，为汗出不可止也。其病身热而小腹痛，足胫寒而逆，其脉沉濡而大。

此五邪之法也。

五十难曰：有虚邪，有实邪，有贼邪，有微邪，有正邪，何以别之？

然：从后来者为虚邪，从前来者为实邪，从所不胜来者为贼邪，从所胜来者为微邪，自病者为正邪。

何以言之？假令心病，中风得之为虚邪，伤暑得之为正邪，饮食劳倦得之为实邪，伤寒得之为微邪，中湿得之为贼邪。

五十一难曰：病有欲得温者，有欲得寒者，有欲得见人者，有不欲得见人者，而各不同，病在何脏腑也？

然：病欲得寒，而欲见人者，病在腑也。病欲得温而不欲见人者，病在脏也。何以言之？腑者，阳也，阳病欲得寒，又欲见人，脏者阴也，阴病欲得温，又欲闭户独处，恶闻人声。故以别知脏腑之病也。

五十二难曰：腑脏发病，根本等否？其不等也，奈何？然：脏病者，止而不移，其病不离其处。腑病者，仿佛贲❶，向上下行流，居处无常，故以此知脏腑根本不同也。

---

❶　贲：通"奔"。《孟子·尽心下》："虎贲三千人。"

五十三难曰：经言七传者死，间脏者生，何谓也？

然：七传者，传其所胜也。间脏者，传其子也，何以言之？假令心病传肺，肺传肝，肝传脾，脾传肾，肾传心，一脏不再伤，故言七传者死也。间脏者，传其所生也❶。

假令心病传脾，脾传肺，肺传肾，肾传肝，肝传心，是子母相传，竟而复始，如环无端，故曰生也。

五十四难曰：脏病难治，腑病易治，何谓也？

然：脏病所以难治者，传其所胜也。腑病易治者，传其子也。与七传、间脏同法也。

五十五难曰：病有积有聚，何以别之？

然：积者阴气也，聚者阳气也。故阴沉而伏，阳浮而动。气之所积名曰积，气之所聚名曰聚。故积者五脏所生，聚者六腑所成也。积者，阴气也，其始发有常处，其痛不离其部，上下有所终始，左右有所穷处。聚者阳气也，其始发无根本，上下无所留止，其痛无常处，谓之聚。故以是别知积聚也。

五十六难曰：五脏之积，各有名乎？以何月何日得之？

然：肝之积，名曰肥气，在左胁下，如覆杯，有头足❷，久不愈，令人发咳逆❸，痎疟，连岁不已，以季夏戊己日得之。何以言之？肺传于肝，肝当传脾，脾季夏适王，王者不受邪，肝复欲还肺，肺不肯受，故留结为积，故知肥气以季夏戊己日得之。

心之积名曰伏梁，起齐上，大如臂。上至心下，久不愈，令人病烦心❹，以秋庚辛日得之。何以言之？肾病传心，心当传肺，肺以秋适王❺，王者不受邪，心复欲❻还肾，肾不肯受，故留结为积，故知伏梁以秋庚辛日得之。

---

❶ 间脏者，传其所生也：此八字原无，据周本补。

❷ 足：《千金要方》卷十一《肝脏脉论》、《脉经》卷六第一、《甲乙经》卷八《五脏传病发寒热》"足"下有"如龟鳖状"四字。

❸ 咳逆：《病源》卷十九《积聚候》无"咳逆"二字。

❹ 烦心：《脉经》卷六《肝足厥阴经病证》、《甲乙经》卷八《五脏传病发寒热》、《千金要方》卷十三《心脏脉论》"烦心"下有"心痛"二字。

❺ 肺以秋适王：《脉经》卷六《肝足厥阴经病证》作"肺适以秋王"。

❻ 复欲：原作"欲复"，二字误倒，《难经集注》作"复欲"，与下文"复欲"文例合。据乙正。

脾之积名曰痞气，在胃脘，覆大如盘，久不愈，令人四肢不收，发黄疸，饮食不为肌肤，以冬壬癸日得之。何以言之？肝病传脾，脾当传肾，肾以冬适王❶，王者不受邪，脾复欲还肺，肝不肯受，故留结为积，故知痞气以冬壬癸日得之。

肺之积名曰息贲，在右胁下，覆大如杯，久不已，令人洒淅寒热，喘咳❷，发肺郁，以春甲乙日得之。何以言之？心病传肺，肺当传肝，肝以春适王❸，王者不受邪，肺复欲还心，心不肯受，故留结为积，故知息贲以春甲乙日得之。

肾之积名曰贲豚，发于少腹上至心下，若豚状，或上或下无时，久不已，令人喘逆，骨痿少气，以夏丙丁日得之。何以言之？脾病传肾，肾当传心，心以夏适王❹，王者不受邪，肾复欲还脾，脾不肯受，故留结为积，故知贲豚以夏丙丁日得之。

此五积之要法也。

五十七难曰：泄凡有几，皆有名否？

然：泄凡有五，其名不同，有胃泄，有脾泄，有大肠泄，有小肠泄，有大瘕泄，名曰后重。

胃泄者，饮食不化，色黄。

脾泄者，腹胀满，泄注，食即呕吐逆。

大肠泄者，食已窘迫，大便色白，肠鸣切痛。

小肠泄者，溲而便脓血，少腹痛。

大瘕泄者，里急后重，数至圊而不能便，茎中痛。

此五泄之要法也。

五十八难曰：伤寒有几？其脉有变否？

然：伤寒有五：有中风，有伤寒，有湿温，有热病，有温病，其所苦各不同。

中风之脉，阳浮而滑，阴濡而弱。

---

❶　肾以冬适王：《脉经》卷六《肝足厥阴经病证》作"肾适以冬王"。

❷　喘咳：《甲乙经》卷八《经络受病入肠胃五脏积发伏梁息贲豚气痞气奔豚》、《千金要方》卷十七《肺脏脉论》"喘咳"上有"气逆"二字。

❸　肝以春适王：《脉经》卷六《肝足厥阴经病证》作"肝适以春王"。

❹　心以夏适王：《脉经》卷六《肝足厥阴经病证》作"心适以夏王"。

湿温之脉，阳濡而弱，阴小而急。

伤寒之脉，阴阳俱盛而紧涩。

热病之脉，阴阳俱浮，浮之而滑，沉之散涩。

温病之脉，行在诸经，不知何经之动也，各随其经所在而取之。

伤寒有汗出而愈，下之而死者；有汗出而死，下之而愈者，何也？

然：阳虚阴盛，汗出而愈，下之即死；阳盛阴虚，汗出而死，下之而愈。

寒热之病，候之如何也？

然：皮寒热者，皮不可近席，毛发焦，鼻槁，不得汗。肌寒热者，皮肤❶痛，唇舌槁，无汗。骨寒热者，病无所安，汗注不休，齿本槁痛。

五十九难曰：狂癫之病，何以别之？

然：狂疾之始发，少卧而不饥，自高贤也，自辨智也，自贵倨❷也，妄笑好歌乐，妄行不休是也。癫疾始发，意不乐，僵仆直视，其脉三部阴阳俱盛是也。

六十难曰：头心之病，有厥痛，有真痛，何谓也？

然：手三阳之脉受风寒，伏留而不去者，则名厥头痛。入连在脑者，名真头痛。其五脏气相干，名厥心痛。其痛甚，但在心，手足青者，即名真心痛。其真心痛者，旦发夕死，夕发旦死。

六十一难曰：经言：望而知之谓之神，闻而知之谓之圣，问而知之谓之工，切脉而知之谓之巧，何谓也？

然：望而知之者，望见其五色，以知其病。

闻而知之者，闻其五音，以别其病。

问而知之者，问其所欲五味，以知其病所起所在也。

切脉而知之者，诊其寸口，视其虚实，以知其病，病在何脏腑也。经言：以外知之曰圣，以内知之曰神，此之谓也。

---

❶　皮肤：《灵枢·寒热》作"肌"。

❷　贵倨（jù 巨）：原作"倨贵"，二字误倒，据周本乙正。

腧　穴

六十二难—六十八难

六十二难曰：脏井荥❶有五，腑独有六者，何谓也？

然：腑者阳也，三焦行于诸阳，故置一俞名曰原。腑有六者，亦与三焦共一气也。

六十三难曰：《十变》言五脏六腑荥合，皆以井为始者，何也？

然：井者，东方春也，万物之始生，诸蚑行❷喘息，蜎飞蠕动，当生之物，莫不以春生，故岁数始于春，日数始于甲，故以井为始也。

六十四难曰：《十变》又言，阴井木，阳井金；阴荥火，阳荥水；阴俞土，阳俞木；阴经金，阳经火；阴合水，阳合土。阴阳皆不同，其意何也？

然：是刚柔之事也。阴井乙木，阳井庚金。阳井庚，庚者乙之刚也；阴井乙，乙者庚之柔也。乙为木，故言阴井木也；庚为金，故言阳井金也。余皆仿此。

六十五难曰：经言所出为井，所入为合，其法奈何？

然：所出为井者，东方春也，万物之始生，故言所出为井也。所入为合，合者北方冬也，阳气入脏，故言所入为合也。

六十六难曰：经言肺之原出于太渊，心之原出于大陵❸，肝之原出于太

---

❶ 井荥：原作"井荣"，据《灵枢》改。后同。

❷ 蚑（qí 奇）行：昆虫举首而行的样子。《脉经》卷三《脾胃部》作"蚑蠷"。

❸ 大陵：原作"太陵"，据《灵枢·九针十二原》改。太，古作"大"，也作"泰"。

冲，脾之原出于太白，肾之原出于太溪，少阴之原出于兑骨，神门穴也。胆之原出于丘墟，胃之原出于冲阳，三焦之原出于阳池，膀胱之原出于京骨，大肠之原出于合谷，小肠之原出于腕骨。

十二经皆以俞为原者，何也？

然：五脏俞者，三焦之所❶行，气之所留止也。

三焦所行之俞为原者，何也？

然：齐下肾间❷动气，人之生命也，十二经之根本也，故名曰原。三焦者，原气之别使也，主通❸行三气，经历于❹五脏六腑。原者，三焦之尊号也，故所止辄为原。五脏六腑之有病者，皆取其原也。

六十七难曰：五脏募皆在阴，而俞在阳者，何谓也？

然：阴病行阳，阳病行阴，故令募在阴，俞在阳。

六十八难曰：五脏六腑皆有井、荥、俞、经、合，皆何所主？

然：经言：所出为井，所流为荥，所注为俞，所行为经，所入为合。井主心下满，荥主身热，俞主体重节痛，经主喘咳寒热，合主逆气而泄。此五脏六腑井、荥、俞、经、合所主病也。

---

❶　之所：《太素》卷十一《本输》杨上善注无"之所"二字。

❷　肾间：《太素》卷十一《本输》杨上善注无"肾间"二字。

❸　通：《太素》卷十一《本输》杨上善注无"通"字。

❹　历于：《太素》卷十一《本输》杨上善注作"营"。

针　　法

六十九难—八十一难

六十九难曰：经言虚者补之，实者泻之。不虚不实，以经取之，何谓也？

然：虚者补其母，实者泻其子。当先补之，然后泻之。不虚不实，以经取之者，是正经自生病，不中他邪也，当自取其经，故言以经取之。

七十难曰：春夏❶刺浅，秋冬刺深者，何谓也？

然：春夏者阳气在上，人气亦在上，故当浅取之；秋冬者阳气在下，人气亦在下，故当深取之。

春夏各致一阴、秋冬各致一阳者，何谓也？

然：春夏温，必致❷一阴者，初下针，沉之至肾肝之部，得气，引持之阴也；秋冬寒，必致一阳者，初内针，浅而浮之，至心肺之部，得气，推内之阳也。是谓春夏必致一阴，秋冬必致一阳。

七十一难曰：经言刺荣无伤卫，刺卫无伤荣，何谓也？

然：针阳者，卧针而刺之。刺阴者，先以左手摄按所针荣俞之处，气散乃内针，是谓刺荣无伤卫，刺卫无伤荣也。

七十二难曰：经言能知迎随之气，可令调之。调气之方，必在❸阴阳，何谓也？

---

❶ 春夏：《难经集注》"春夏"上有"经言"二字。

❷ 致：求取；获得。

❸ 在：《灵枢·终始》作"通"。

然：所谓迎随者，知荣卫之流行，经脉之往来也，随其迎顺而取之，故曰迎随。

调气之方，必在阴阳者，知其内外表里，随其阴阳而调之。故曰：调气之方，必在阴阳。

七十三难曰：诸井者，肌肉浅薄，气少不足使也，刺之奈何？

然：诸井者木也，荥者火也，火者木之子。当刺井者，以荥泻之，故经言补者不可以为泻，泻者不可以为补。此之谓也。

七十四难曰：经言春刺井，夏刺荥，季夏刺俞，秋刺经，冬刺合者，何谓也？

然：春刺井者，邪在肝；夏刺荥者，邪在心；季夏刺俞者，邪在脾；秋刺经者，邪在肺；冬刺合者，邪在肾。

其肝、心、脾、肺、肾而系于春、夏、秋、冬者，何也？

然：五脏一病，辄有五色。假令肝病，色青者肝也，臊臭者肝也，喜酸者肝也，喜呼者肝也，喜泣者肝也。其病众多，不可尽言也。四时有数，而并系于春、夏、秋、冬者也。针之要妙，在于秋毫者也。

七十五难曰：经言东方实，西方虚，泻南方，补北方，何谓也？

然：金木水火土，当更相平。东方木也，西方金也❶。木欲实，金当平之；火欲实，水当平之；土欲实，木当平之；金欲实，火当平之；水欲实，土当平之。东方肝也，则知肝实；西方肺也，则知肺虚。泻南方火❷，补北方水❸。南方火❹，火者木之子也；北方水❺，水者木之母也，水胜火。子能令母实，母能令子虚，故泻火补水，欲令金不得❻平木也。经曰不能治其虚，何问其余？此之谓也。

---

❶ 西方金也：《太素》卷八《经脉之一》杨上善注无此四字。

❷ 火：《太素》卷八《经脉之一》杨上善注无"火"字。

❸ 水：《太素》卷八《经脉之一》杨上善注无"水"字。

❹ 火：《太素》卷八《经脉之一》杨上善注无"火"字，"南方"属下读。

❺ 水：《太素》卷八《经脉之一》杨上善注无"水"字，"北方"属下读。

❻ 得：《难经集注》作"能"。

七十六难曰：何谓补泻？当补之时，何所取气？当泻之时，何所置气？

然：当补之时，从卫取气；当泻之时，从荣置气。其阳气不足，阴气有余，当先补其阳而后泻其阴；阴气不足，阳气有余，当先补其阴而后泻其阳。荣卫通行，此其要也。

七十七难曰：经言上工治未病，中工治已病者，何谓也？

然：所谓治未病者，见肝之病，则知肝当传之与脾，故先实其脾气，无令得受肝之邪，故曰治未病焉。中工❶者，见肝之病，不晓相传，但一心治肝，故曰治已病也。

七十八难曰：针有补泻，何谓也？

然：补泻之法，非必呼吸出内针也。知为针者信其左，不知为针者信其右。当刺之时，先以左手压按所针荣俞之处，弹而努之，爪而下之，其气之来，如动脉之状，顺针而刺之，得气，因推而内之是谓补，动而伸之是谓泻。不得气，乃与男外女内。不得气，是谓十死不治也。

七十九难曰：经言迎而夺之，安得无虚？随❷而济之，安得无实？虚之与实，若得若失；实之与虚，若有若无。何谓也？

然：迎而夺之者，泻其子也；随而济之者，补其母也。假令心病，泻手心主俞，是谓迎而夺之者也。补手心主井，是谓随而济之者也。

所谓实之与虚者，牢濡之意也。气来实牢者为得，濡虚者为失，故曰若得若失也。

八十难曰：经言有见如入，有见如出者，何谓也？

然：所谓有见如入者，谓左手见气来至乃内针，针入，见气尽乃出针，是谓有见如入，有见如出也。

八十一难曰：经言无实实虚虚，损不足而益有余，是寸口脉耶？将病自有虚实耶？其损益奈何？

然：是病非谓寸口脉也，谓病自有虚实也。假令肝实而肺虚，肝者木

---

❶　中工：《难经集注》"中工"下有"治已病"三字。

❷　随：通"追"。《屈原·离骚》："背绳墨以追曲。"《灵枢·九针十二原》作"追"。

也，肺者金也，金木当更相平，当知金平木。假令肺实而肝虚，微少气，用针不补其肝，而反重实其肺，故曰实实虚虚，损不足而益有余。此者中工之所害也。

附录一　扁鹊仓公列传[1]（节选）

扁鹊者，勃海郡郑人也，姓秦氏，名越人。少时为人舍长。舍客长桑君过，扁鹊独奇之，常谨遇之。长桑君亦知扁鹊非常人也。出入十余年，乃呼扁鹊私坐，闲与语曰："我有禁方，年老，欲传与公，公毋泄。"扁鹊曰："敬诺。"乃出其怀中药予扁鹊："饮是以上池之水三十日，当知物矣。"乃悉取其禁方书尽与扁鹊。忽然不见，殆非人也。扁鹊以其言饮药三十日，视见垣一方人。以此视病，尽见五脏癥结，特以诊脉为名耳。为医或在齐，或在赵。在赵者名扁鹊。

当晋昭公时，诸大夫强而公族弱。赵简子为大夫，专国事。简子疾，五日不知人。大夫皆惧，于是召扁鹊。扁鹊入，视病。出，董安于问扁鹊。扁鹊曰："血脉治也，而何怪！昔秦穆公尝如此，七日而寤。今主君之病与之同，不出三日必闲。"居二日半，简子寤。

其后扁鹊过虢。虢太子死。扁鹊至虢宫门下，问中庶子喜方者曰："太子何病，国中治穰[2]过于众事？"中庶子曰："太子病血气不时，交错而不得泄。暴发于外，则为中害。精神不能止邪气，邪气蓄积而不得泄，是以阳缓而阴急，故暴蹶[3]而死。"扁鹊曰："其死何如时？"曰："鸡鸣至今。"曰："收乎？"曰："未也，其死未能半日也。""言臣齐勃海秦越人也，家在于郑，未尝得望精光，侍谒于前也。闻太子不幸而死，臣能生之。"中庶子曰："先生得无诞之乎？何以言太子可生也？臣闻上古之时，医有俞跗，治病不以汤液醴洒、镵石挢引[4]、案扤[5]毒熨。一拨见病之应，因五脏之输，

---

[1] 本文节选自 1959 年中华书局校点本《史记·扁鹊仓公列传》。

[2] 治穰（ráng 瓤）：举行除恶祛邪的祭祀。穰，通"禳"，祭名，祛邪除恶之祭。

[3] 蹶：《说文解字·足部》："僵也。"

[4] 挢（jiǎo 角）引：导引。

[5] 案扤（wù 务）：按摩。案，通"按"。扤，摇动，撼动。

乃割皮解肌，诀❶脉结筋，搦髓脑，揲荒爪幕❷，湔浣肠胃，漱涤五脏，练精易形。先生之方能若是，则太子可生也。不能若是，而欲生之，曾不可以告咳婴❸之儿。"终日，扁鹊仰天叹曰："夫子之为方也，若以管窥天，以郄❹视文。越人之为方也，不待切脉、望色、听声、写形，言病之所在。闻病之阳，论得其阴。闻病之阴，论得其阳。病应见于大表，不出千里，决者至众，不可曲止也。子以吾言为不诚，试入诊太子，当闻其耳鸣而鼻张。循其两股，以至于阴，当尚温也。"中庶子闻扁鹊言，目眩然而不瞚，舌挢然❺而不下，乃以扁鹊言入报虢君。

虢君闻之大惊，出见扁鹊于中阙。曰："窃闻高义之日久矣，然未尝得拜谒于前也。先生过小国，幸而举之，偏国寡臣幸甚。有先生则活，无先生则弃捐填沟壑，长终而不得反。"言未卒，因嘘唏服臆❻，魂精泄横，流涕长潸，忽忽承睫，悲不能自止，容貌变更。扁鹊曰："若太子病，所谓尸蹷者也。夫以阳入阴中，动胃缠缘，中经维络，别下于三焦、膀胱，是以阳脉下遂，阴脉上争，会气闭而不通，阴上而阳内行，下内鼓而不起，上外绝而不为使。上有绝阳之络，下有破阴之纽，破阴绝阳，色废脉乱，故形静如死状。太子未死也。夫以阳入阴支兰❼脏者生，以阴入阳支兰脏者死。凡此数事，皆五脏蹷中之时暴作也。良工取之，拙者疑殆。"

扁鹊乃使弟子子阳厉针砥石，以取外三阳五会。有闲，太子苏。乃使子豹为五分之熨，以八减之齐和❽煮之，以更熨两胁下，太子起坐。更适阴阳，但服汤二旬而复故。故天下尽以扁鹊为能生死人。扁鹊曰："越人非能生死人也，此自当生者，越人能使之起耳。"

扁鹊过齐，齐桓侯客之。入朝见，曰："君有疾在腠理，不治将深。"桓侯曰："寡人无疾。"扁鹊出，桓侯谓左右曰："医之好利也，欲以不疾者为功。"后五日，扁鹊复见，曰："君有疾在血脉，不治恐深。"桓侯曰："寡人无疾。"扁鹊出，桓侯不悦。后五日，扁鹊复见，曰："君有疾在肠胃

---

❶　诀：通"决"，疏通。

❷　揲（shé 舌）荒爪幕：拿取膏肓，疏理膜原。揲，拿取。《说文解字·手部》："揲，阅持也。"荒，通"肓"。爪，抓取。此义后作"抓"。幕，通"膜"。

❸　咳（hái 孩）婴：刚会笑的婴儿。咳，通"孩"。

❹　郄：同"隙"。

❺　挢然：举起貌。

❻　服（bì）臆：心气郁结，悲伤貌。服：通"愊"。

❼　支兰：抵抗。一说，脉络的纵向枝节。兰：通"阑"。阻隔。

❽　八减之齐和：指配伍、剂量相对于成人用量有所减少的药剂。齐，通"剂"。

间，不治将深。"桓侯不应。扁鹊出，桓侯不悦。后五日，扁鹊复见，望见桓侯而退走。桓侯使人问其故。扁鹊曰；"疾之居腠理也，汤熨之所及也；在血脉，针石之所及也；其在肠胃，酒醪之所及也；其在骨髓，虽司命无奈之何。今在骨髓，臣是以无请也。"后五日，桓侯体病，使人召扁鹊，扁鹊已逃去。桓侯遂死。

使圣人预知微，能使良医得蚤❶从事，则疾可已，身可活也。人之所病，病疾多；而医之所病，病道少。故病有六不治：骄恣不论于理，一不治也；轻身重财，二不治也；衣食不能适，三不治也；阴阳并，脏气不定，四不治也；形羸不能服药，五不治也；信巫不信医，六不治也。有此一者，则重难治也。

扁鹊名闻天下。过邯郸，闻贵妇人，即为带下医；过洛阳，闻周人爱老人，即为耳目痹医；来入咸阳，闻秦人爱小儿，即为小儿医，随俗为变。秦太医令李醯自知伎不如扁鹊也，使人刺杀之。至今天下言脉者，由扁鹊也。

---

❶ 蚤：通"早"。

附录二　难经本义序（一）

　　《素问》《灵枢》，医之大经大法在焉，后世诸方书皆本于此。然其言简古渊涵，未易通晓，故秦越人发为《八十一难》，所以推明其义也。然越人去古未远，其言亦深，一文一字，意周旨密，故为之注释者亦数十家。但各以臆见而卒无归一之论，或得此而失[1]彼，或举前而遗后，非惟自误，又以误人，识者病焉。许昌滑君伯仁，笃实详敏，博极群书，工于医者三十四年，起废愈痼不可胜纪，遂昼惟思夕，旁推远索，作《难经本义》二卷，析其精微，探其隐赜，钩其玄要，疑者辨之，误者正之，诸家之善者取之。于是《难经》之书，辞达理明，条分缕解，而《素问》《灵枢》之奥亦由是而得矣。夫人之生死系于医，医之本原出于经，经之旨不明，其害可胜言哉！然则，伯仁之功岂小补者耶！

　　　　　　　　　　　　　　　至正二十六年二月工部郎中揭泛序

---

　　❶　失：前原衍"得"字，据《薛氏医案》本删。

附录三　难经本义序（二）

　　医之为道圣矣！自神农氏，凡草木金石可济夫夭死札瘥，悉列诸经。而《八十一难》，自秦越人推本轩岐、鬼臾区之书，发难析疑，论辨精诣，鬼神无遁情，为万世法，其道与天地并立，功岂小补也哉！且夫以人七尺之躯，五脏百骸受病，六气之渗，乃系于三指点按之下，一呼一吸之间无有形影，特切其洪、细、濡、伏，若一发苟或谬误，则脉生而药死之矣！而可轻以谈医，而可易以习医耶？寓鄞滑伯仁，故家许，许去东垣近，蚤为李氏之学，遂名千医。予雅闻之，未识也。今年秋来，遗所撰《难经本义》，阅之使人起敬。有是哉！君之精意于医也。条释图陈，脉络尺寸，部候虚实，简而通，决而明。予虽未尝学，而思亦过半矣。呜呼！医之道，生道也。道行则生意充宇宙，泽流无穷，人以寿死，是则往圣之心也。世之学者，能各置一通于侧，而深求力讨之，不为良医也者几希。呜呼！越人我师也，伯仁不为我而刊诸梓，与天下之人共之，是则伯仁之心也，故举其大指为序。

　　　　　　　　　　　　　　至正二十五年龙集甲辰十月既望翰林学士
　　　　　　　　　　　　　　承旨荣禄大夫知制诰国史张翥序

附录四　难经本义序（三）

粤自神农咀百药，而寒温辛酸甘苦品制之宜，君臣佐使之用，具诸《本草》，治药者于焉依据。曰黄帝作《素问》《内经》，凡受病根源俞府，皆切脉而知。故秦越人因之设为八十一难问答，究竟精微，尽医师之道焉。世之医者，率熟诊而察脉❶，而审证，而治药。若《难经》一书，诚大本领，苟不由《难经》而出，其亦庸医乎！余观注《本草》者，若今东阳朱彦修氏所著，已无余蕴。而解《难经》者，不知其几家，求诸精诣，十无一二。许昌滑君伯仁甫，挟岐黄之术，学仿于东垣李先生，精于诊而审于剂者也，愈疴起痼，活人居多。余坐足疾，人人治而弗痊。有言伯仁善治法，余致之，听其议论，皆自《难经》而来，迥异于世之言医者，岂异哉？究理义之精微，众人固弗识也。因出示所述《难经本义》二卷，发前人所未发之旨，首列图，后疏本义。盖其儒者积学二十余年，凡医之书无不参考，而折衷己意各条问答之下。于戏，其用心亦仁矣！得之者可以趋黄帝、岐伯之庭，而问崆峒❷寿域也。虽然，吾闻之，望而知其病者谓之神，闻而知之者谓之圣，又问而知之谓之工，至于诊脉浅深，呼吸至数，而后能疗治者，得巧之道焉，神圣工讵得见矣？今所求者巧耳。于巧之中，又不可以言语。文字传者，若扁之起虢，缓之视膏肓，于《难经》乎何有？然与否也，吾其审于伯仁甫云。

　　　　　　至正二十有一年重光赤奋若之岁腊月既望奉直大夫
　　　　　　温州路总管管内劝农兼防御事天台刘仁本叙

---

❶ 脉：原作"腓"，据文义改。
❷ 崆峒（kōng tóng 空同）：山名，在甘肃省。此指仙山。

附录五　难经本义自序

《难经本义》者，许昌滑寿本《难经》之义而为之说也。《难经》相传为渤海秦越人所著，而《史记》不载。隋唐书《经籍》《艺文志》乃有秦越人《黄帝八十一难经》二卷之目，岂其时门人弟子私相授受，太史公偶不及见之耶？考之《史记正义》及诸家之说，则为越人书不诬矣。盖本黄帝《素问》《灵枢》之旨设为问答以释疑义，其间荣卫度数、尺寸部位、阴阳王相、脏腑内外、脉法病能与夫经络流注、针刺俞穴莫不赅备，约其辞，博其义，所以扩前圣而启后世，为生民虑者至深切也。历代以来，注家相踵，无虑数十，然而或失之繁，或失之简，醇疵❶殽混，是非攻击，且其书经华佗煨烬之余，缺文错简，不能无遗憾焉。夫天下之事，循其故则其道立，浚其源则其流长，本其义而不得其旨者，未之有也。若上古易书，本为卜筮设，子朱子推原象占作为本义，而四圣之心以明。《难经本义》窃取诸此也，是故考之《枢》《素》以探其原，达之仲景、叔和以绎其绪。凡诸说之善者，亦旁搜而博致之，缺文断简则委曲求之，仍以先儒释经之变例而传疑焉，呜呼！时有先后，理无古今，得其义斯得其理，得其理则作者之心旷百世而不外矣。虽然，斯义也不敢自谓其已至也，后之君子见其不逮而改而正之，不亦宜乎！

至正辛丑秋九月己酉朔自序

---

❶　醇疵：醇美与疵病，正确与错误。

华佗医学全书

张永泰 编

中藏经

[汉] 华佗 撰

张永泰 校注

校 注 说 明

《中藏经》，又名《华氏中藏经》。题署汉·华佗撰。本书真伪考辨众说纷纭，或云出自六朝人手笔，或云系华佗弟子吴普、樊阿据华氏遗意辑录而成。但其以脉证为核心的寒热虚实脏腑辨证方法，奠定了中医脏腑辨证基础，其珍贵的学术价值，在中国医学史上，占有重要地位。

1. 底本：本次整理是以清嘉庆十三年（1808）阳湖孙星衍刻本为底本（简称孙本）。

2. 校勘：以对校、本校为主，他校为辅。凡有错讹、脱漏、衍倒者，予以改正并出校勘记。

3. 主要校本：元赵孟頫手写本（简称赵本）、清周锡瓒扫叶山房本（简称周本）、明·吴勉学《古今医统正脉全书》（简称医统本）；《黄帝内经素问》（简称《素问》），明顾从德影宋刻本；《灵枢经》（简称《灵枢》），明赵府居敬堂本；《备急千金要方》（简称《千金要方》），人民卫生出版社影印本。

4. 原书为繁体竖排，今改为简体横排并进行现代标点。原书异体字、古字、俗写字，以规范简体字径改不出校记。通假字、避讳字首见出校记。

5. 原书冷僻的字词加以注解，注音采用汉语拼音加直音。

6. 原书中表示文字前后方位的"右"，径改为"上"；"左"，径改为"下"。

7. 原书漫漶处，以虚阙号"□"标明。

8. 本书整理中主要参考了李聪甫主编的《中藏经校注》。

张永泰

二〇二五年春

重校《华氏中藏经》序

　　《华氏中藏经》，见郑樵《通志·艺文略》，为一卷。陈振孙《书录解题》同，云汉谯郡华佗元化撰。《宋史·艺文志》华氏作黄氏❶，盖误。今世传本有八卷，吴勉学刊在《古今医统》中。

　　余以乾隆丁未年入翰林，在都见赵文敏手写本。卷上，自第十篇性急❷则脉急已下起，至第二十九篇为一卷；卷下，自万应圆药方至末为一卷；失其中卷。审是真迹。后归张太史锦芳，其弟录稿赠余。又以嘉庆戊辰年乞假南归，在吴门见周氏所藏元人写本，亦称赵书，具有上、中、下三卷，而缺《论诊杂病必死候第四十八》及《察声色形证决死法第四十九》两篇。合前后二本，校勘明本，每篇脱落舛误凡有数百字，其方药名件、次序、分量，俱经后人改易，或有删去其方者。今以赵写两本为定。

　　此书文义古奥，似是六朝人所撰，非后世所能假托。考《隋书·经籍志》有《华佗观形察色并三部脉经》一卷，疑即是中卷《论诊杂病必死候》已下二篇，故不在赵写本中，未敢定之。邓处中之名不见书传，陈振孙亦云：自言为华佗外孙，称此书因梦得于石函，莫可考也。序末称甲寅秋九月序，古人亦无以干支纪岁不著岁字者，疑其序伪作。至一卷、三卷、八卷分合之异，则后人所改。赵写本旁注有高宗、孝宗庙讳，又称有库本、陆本异同，是依宋本手录。元代不避宋讳，而不更其字，可见古人审慎阙疑之意。

　　此书四库书既未录存，又两见赵写善本，急宜刊刻，以公同好。卷下万应圆等，皆以丸、散治疾，而无汤药。古人配合药物分量，按五脏五味，配以五行生成之数。今俗医任意增减，不识君、臣、佐、使，是以古人有不服药为中医之叹。要知外科丸、散，率用古方分量，故其效过于内科，此即古方不可增减之明证。余所得宋本医学书甚多，皆足证明人乱改古书之谬，惜无深通医理者与共证之。

嘉庆十三年太岁戊辰十月四日
孙星衍撰序于安德使署之平津馆

---

　　❶　黄氏：氏，原脱，据《宋史·艺文志》补。《宋志》云："《黄氏中藏经》一卷，灵宝洞主探微真人撰。"《宋志》"黄"乃"华"之误。
　　❷　急：原作"忌"，据赵本及本书《脉要论第十》改。

《华氏中藏经》序

应灵洞主探微真人少室山邓处中撰

华先生讳佗，字元化，性好恬惔，喜味方书。多游名山幽洞，往往有所遇。一日，因酒息于公宜山古洞前，忽闻人论疗病之法，先生讶其异，潜逼洞窃听。须臾，有人云：华生在迩，术可付焉。复有一人曰：道生性贪，不悯生灵，安得付也？先生不觉愈骇，跃入洞，见二老人，衣木皮，顶草冠。先生躬趋左右而拜曰：适闻贤者论方术，遂乃忘归。况济人之道，素所好为。所恨者，未遇一法可以施验，徒自不足耳。愿贤者少察愚诚，乞与开悟，终身不负恩。首坐先生云：术亦不惜，恐异日与子为累。若无高下，无贫富，无贵贱，不务财贿，不惮劳苦，矜老恤幼为急，然后可脱子祸。先生再拜谢曰：贤圣之语，一一不敢忘，俱能从之。二老笑指东洞云：石床上有一书函，子自取之，速出吾居，勿示俗流，宜秘密之。先生时得书，回首已不见老人。先生慑怵离洞。忽然不见，云奔雨泻，石洞摧塌。既览其方，论多奇怪。从兹施试，效无不存神。先生未六旬，果为魏所戮，老人之言，预有斯验。余乃先生外孙也，因吊先生寝室，梦先生引余坐，语：《中藏经》真活人法也，子可取之，勿传非人。余觉，惊怖不定，遂讨先生旧物，获石函一具。开之，得书一帙，乃《中藏经》也。予性拙于用，复授次子思，因以志其实。

甲寅秋九月序

目　　录

卷上 ·· 56

人法于天地论第一 ·· 56

阴阳大要调神论第二 ·· 57

生成论第三 ··· 58

阳厥论第四 ··· 58

阴厥论第五 ··· 58

阴阳否格论第六 ··· 59

寒热论第七 ··· 59

虚实大要论第八 ··· 60

上下不宁论第九 ··· 61

脉要论第十 ··· 61

五色脉论第十一 ··· 61

脉病外内证决论第十二 ·· 62

生死要论第十三 ··· 62

病有灾怪论第十四 ··· 63

水法有六论第十五 ··· 63

火法有五论第十六 ··· 63

风中有五生死论第十七 ·· 64

积聚癥瘕杂虫论第十八 ·· 65

劳伤论第十九 ··· 65

传尸论第二十 ··· 66

论五脏六腑虚实寒热生死逆顺之法第二十一 ·· 66

论肝脏虚实寒热生死逆顺脉证之法第二十二 ·· 66

论胆虚实寒热生死逆顺脉证之法第二十三 ·· 67

论心脏虚实寒热生死逆顺脉证之法第二十四 ·· 68

论小肠虚实寒热生死逆顺脉证之法第二十五 ·· 70

论脾脏虚实寒热生死逆顺脉证之法第二十六 ·· 71

论胃虚实寒热生死逆顺脉证之法第二十七 ·· 72

论肺脏虚实寒热生死逆顺脉证之法第二十八 ·· 73

　　论大肠虚实寒热生死逆顺脉证之法第二十九 ……………………… 75

卷中 ……………………………………………………………………… 76

　　论肾脏虚实寒热生死逆顺脉证之法第三十 …………………………… 76

　　论膀胱虚实寒热生死逆顺脉证之法第三十一 ………………………… 78

　　论三焦虚实寒热生死逆顺脉证之法第三十二 ………………………… 78

　　论痹第三十三 …………………………………………………………… 79

　　论气痹第三十四 ………………………………………………………… 79

　　论血痹第三十五 ………………………………………………………… 80

　　论肉痹第三十六 ………………………………………………………… 80

　　论筋痹第三十七 ………………………………………………………… 80

　　论骨痹第三十八 ………………………………………………………… 81

　　论治中风偏枯之法第三十九 …………………………………………… 81

　　论五丁状候第四十 ……………………………………………………… 81

　　论痈疽疮肿第四十一 …………………………………………………… 82

　　论脚弱状候不同第四十二 ……………………………………………… 83

　　论水肿脉证生死候第四十三 …………………………………………… 84

　　论诸淋及小便不利第四十四 …………………………………………… 85

　　论服饵得失第四十五 …………………………………………………… 86

　　辨三痞论并方第四十六 ………………………………………………… 86

　　　　辨上痞候并方 ……………………………………………………… 86

　　　　辨中痞候并方 ……………………………………………………… 87

　　　　辨下痞候并方 ……………………………………………………… 87

　　论诸病治疗交错致于死候第四十七 …………………………………… 87

　　论诊杂病必死候第四十八 ……………………………………………… 89

　　察声色形证决死法第四十九 …………………………………………… 91

卷下 ……………………………………………………………………… 94

　　疗诸病药方六十八道 …………………………………………………… 94

　　　　万应圆 ……………………………………………………………… 94

　　　　疗万病六神丹 ……………………………………………………… 95

　　　　安息香圆 …………………………………………………………… 96

　　　　明月丹 ……………………………………………………………… 96

　　　　地黄煎 ……………………………………………………………… 96

　　　　起蒸中央汤 ………………………………………………………… 97

补药麝脐圆 …………………………………………………… 97

太上延年万胜追魂散 ……………………………………… 97

醉仙丹 ………………………………………………………… 97

灵乌丹 ………………………………………………………… 98

扁鹊玉壶丹 ………………………………………………… 98

葛玄真人百补构精圆 ……………………………………… 98

涩精金锁丹 ………………………………………………… 98

疗百疾延寿酒 ……………………………………………… 98

交藤圆 ………………………………………………………… 98

天仙圆 ………………………………………………………… 99

左慈真人千金地黄煎 ……………………………………… 99

取积聚方 …………………………………………………… 99

治癥瘕方 …………………………………………………… 99

通气阿魏圆 ………………………………………………… 99

治尸厥卒痛方 ……………………………………………… 99

鬼哭丹 ……………………………………………………… 100

治心痛不可忍者 ………………………………………… 100

取长虫兼治心痛方 ……………………………………… 100

治虫毒方 …………………………………………………… 100

破棺丹 ……………………………………………………… 100

再生圆 ……………………………………………………… 101

救生圆 ……………………………………………………… 101

治脾厥吐泻霍乱 ………………………………………… 101

三生散 ……………………………………………………… 101

起卒死 ……………………………………………………… 101

浴肠汤 ……………………………………………………… 101

破黄七神丹 ……………………………………………… 102

三黄圆 ……………………………………………………… 102

通中延命玄冥煮朱砂法 ………………………………… 102

治暴热毒心肺烦而呕血方 ……………………………… 102

治吐血方 ………………………………………………… 102

治中暍死心下犹暖起死方 ……………………………… 103

玉霜膏 ……………………………………………………… 103

百生方…………………………………………………… 103

治喉闭闷气欲死者………………………………………… 103

治漏胎胎损方……………………………………………… 103

治妇人血崩方……………………………………………… 103

治妇人血闭方……………………………………………… 103

三不鸣散…………………………………………………… 103

甘草汤……………………………………………………… 104

治溺死方…………………………………………………… 104

治缢死方…………………………………………………… 104

槐子散……………………………………………………… 104

治肠风下血………………………………………………… 104

治暴喘欲死方……………………………………………… 104

大圣通神乳香膏…………………………………………… 104

水澄膏……………………………………………………… 105

更苏膏……………………………………………………… 105

千金膏……………………………………………………… 105

定命圆……………………………………………………… 105

麝香圆……………………………………………………… 105

香鼠散……………………………………………………… 105

定痛生肌肉方……………………………………………… 106

又定痛生肌肉方…………………………………………… 106

治白丁增寒喘急昏冒方…………………………………… 106

又取白丁方………………………………………………… 106

治赤丁方…………………………………………………… 106

又取赤丁方………………………………………………… 106

治黄丁方…………………………………………………… 106

又取黄丁方………………………………………………… 107

治黑丁方…………………………………………………… 107

治青丁方…………………………………………………… 107

附录一　楼钥跋…………………………………………… 108

附录二　周锡瓒跋………………………………………… 109

附录三　华佗传…………………………………………… 110

卷　上

人法于天地论第一

人者，上禀天，下委地，阳以辅之，阴以佐之。天地顺则人气泰，天地逆则人气否。

是以天地有四时五行、寒暄动静。其变也，喜为雨，怒为风，结为霜，张为虹，此天地之常也。人有四肢五脏，呼吸寤寐。精气流散，行为荣，张为气，发为声，此人之常也。

阳施于形，阴慎❶于精，天地之同也。失其守则蒸而热发，否而寒生，结作瘿瘤，陷作痈疽，盛而为喘，减而为枯，彰于面部，见于形体。天地通塞，一如此矣。故五纬❷盈亏，星辰差忒，日月交蚀，彗孛❸飞走，乃天地之灾怪也；寒暄不时，则天地之蒸否也；土起石立❹，则天地之痈疽也；暴风疾雨，则天地之喘乏也；江河竭耗，则天地之枯焦也。鉴者决之以药，济之以针，化之以道，佐之以事。故形体有可救之病，天地有可去之灾。

人之危厄死生，禀于天地。阴之病也，来亦缓而去亦缓；阳之病也，来亦速而去亦速。阳生于热，热而舒缓；阴生于寒，寒则拳❺急。寒邪中于下，热邪中于上，饮食之邪中于中。

人之动止，本乎天地。知人者有验于天，知天者必有验于人。天合于人，人法于天。见天地逆从，则知人衰盛。人有百病，病有百候，候有百

❶ 慎：通"顺"。《淮南子·缪称》："媚兹一人，应侯慎德。"

❷ 五纬：亦称"五星，"即金木水火土五星总称。

❸ 彗孛：即彗星和孛星。俗称"扫帚星"。孛，古人指光芒四射的一种彗星。旧谓彗孛出现是灾祸或战争的预兆。

❹ 土起石立：语本《搜神记》卷一："石立土踊，此天地之瘤赘也。"谓自然界中的异常现象。

❺ 拳：通"蜷"。屈曲；卷曲。《庄子·人间世》："其棱细则拳曲。"后同。

变，皆天地阴阳逆从而生。苟能穷究乎此，如其神耳！

阴阳大要调神论第二

天者阳之宗，地者阴之属；阳者生之本，阴者死之基。天地之间，阴阳辅佐者人也。得其阳者生，得其阴者死。阳中之阳为高真，阴中之阴为幽鬼。故钟于阳者长，钟于阴者短。

多热者阳之主，多寒者阴之根。阳务其上，阴务其下；阳行也速，阴行也缓；阳之体轻，阴之体重，阴阳平，则天地和而人气宁；阴阳逆，则天地否而人气厥。故天地得其阳则炎炽，得其阴则寒凛。

阳始于子前，末于午后；阴始于午后，末于子前。阴阳盛衰，各在其时，更始更末，无有休息。人能从之亦智也。《金匮》曰：秋首养阳，春首养阴。阳勿外闭，阴勿外侵。火出于木，水生于金，水火通济，上下相寻。人能循此，永不湮沉，此之谓也。

呜呼！凡愚岂知是理？举止失宜，自致其罹。外以风寒暑湿，内以肌饱劳役为败。欺残正体，消亡正神；缚绊其身，死生告陈。

殊不知脉有五死，气有五生。阴家脉重，阳家脉轻。阳病阴脉则不永，阴病阳脉则不成。阳候多语，阴症无声。多语者易济，无声者难荣。阳病则旦静，阴病则夜宁。阴阳运动，得时而行。阳虚则暮乱，阴虚则朝争。朝暮交错，其气厥横。

死生致理，阴阳中明。阴气下而不上曰断络，阳气上而不下曰绝经。阴中之邪曰浊，阳中之邪曰清。火来坎户❶，水到离扃❷。阴阳相应，方乃和平。

阴不足则济之以水母❸，阳不足则助之以火精❹。阴阳济❺等，各有攀陵。上通三寸，曰阳之神路；下通三寸，曰阴之鬼程。阴常宜损，阳常宜盈。居之中者，阴阳匀停。

是以阳中之阳，天仙赐号；阴中之阴，下鬼持名。顺阴者多消灭，顺阳

---

❶　坎户：坎卦对应的门，象征水。

❷　离扃（jiōng 坰）：离卦对应的门，象征火。扃，门，门户。

❸　水母：即水神。此指益阴之药。

❹　火精：即火神。此指助阳之药。按："水母""火精"指水火之法，可与下文"水法""火法"互参。

❺　济：齐也。

者多长生。逢斯妙趣，无所不灵。

生成论第三

阴阳者，天地之枢机；五行者，阴阳之终始。非阴阳则不能为天地，非五行则不能为阴阳。故人者，成于天地，败于阴阳也，由五行逆从而生焉。

天地有阴阳五行，人有血脉五脏。五行者，金、木、水、火、土也；五脏者，肺、肝、心、肾、脾也。金生水，水生木，木生火，火生土，土生金，则生成之道，循环无穷；肺生肾，肾生肝，肝生心，心生脾，脾生肺，上下荣养，无有休息。

故《金匮》《至真要论》云：心生血，血为肉之母；脾生肉，肉为血之舍；肺属气，气为骨之基；肾应骨，骨为筋之本；肝系筋，筋为血之源。五脏五行，相成相生，昼夜流转，无有始终。从之则吉，逆之则凶。

天地阴阳五行之道，中含于人。人得者可以出阴阳之数，夺天地之机，悦五行之要，无终无始，神仙不死矣。

阳厥论第四

骤风暴热，云物飞扬；晨晦暮晴，夜炎昼冷；应寒不寒，当雨不雨；水竭土壤，时岁大旱；草木枯悴，江河乏涸。此天地之阳厥也。

暴壅塞，忽喘促，四肢不收，二腑不利，耳聋目盲，咽干口焦，舌生疮，鼻流清涕，颊赤心烦，头昏脑重，双睛似火，一身如烧，素不能者乍能，素不欲者乍欲，登高歌笑，弃衣奔走，狂言妄语，不辨亲疏，发躁无度，饮水不休，胸膈膨胀，腹与胁满闷，背疽肉烂，烦溃消中，食不入胃，水不穿肠，骤肿暴满，叫呼昏冒，不省人事，疼痛不知去处。此人之阳厥也。

阳厥之脉，举按有力者生，绝者死。

阴厥论第五

飞霜走雹，朝昏暮霭；云雨飘摇，风露寒冷；当热不热，未寒而寒；时气霖霆，泉生田野；山摧地裂，土坏河溢，月晦日昏。此天地之阴厥也。

暴哑卒寒，一身拘急，四肢拳挛，唇青面黑，目直口噤，心腹满痛，头颔摇鼓，腰脚沉重，语言謇涩，上吐下泻，左右不仁，大小便活，吞吐酸渌❶，悲忧惨戚，喜怒无常者，此人之阴厥也。

阴厥之脉，举指弱，按指大者生，举按俱绝者死。一身悉冷，额汗自出者亦死。阴厥之病，过三日勿治。

阴阳否格论第六

阳气上而不下曰否，阴气下而不上亦曰否。阳气下而不上曰格，阴气上而不下亦曰格。否格者，谓阴阳不相从也。

阳奔于上则燔脾肺，生其疸❷也，其色黄赤，皆起于阳极也。阴走于下则冰肾肝，生其厥也，其色青黑，皆发于阴极也。疸为黄疸也，厥为寒厥也，由阴阳否格不通而生焉。阳燔则治以水，阴厥则助以火，乃阴阳相济之道耳。

寒热论第七

人之寒热往来者，其病何也此乃阴阳相胜也。阳不足则先寒后热，阴不足则先热后寒。又上盛则发热，下盛则发寒。皮寒而燥者，阳不足；皮热而燥者，阴不足；皮寒而寒者，阴盛也；皮热而热者，阳盛也。

发热❸于下，则阴中之阳邪也；发热于上，则阳中之阳邪也。寒起于上，则阳中之阴邪也；寒起于下，则阴中之阴邪也。寒而颊赤多言者，阳中之阴邪也；热而面青多言者，阴中之阳邪也；寒而面青多言者，阴中之阴邪也。若不言者，不可治也。

阴中之阴中❹者，一生九死；阳中之阳中者，九生一死。阴病难治，阳病易医。诊其脉候，数在上，则阳中之阳也；数在下，则阴中之阳也；迟在上，则阳中之阴也；迟在下，则阴中之阴也。数在中，则中热；迟在中，则中寒。寒用热取，热以寒攻。逆顺之法，从乎天地，本

---

❶ 渌：水清。

❷ 疸：原作"疸"，据医统本改。形近致误。下文"疸"字同。

❸ 发热：周本作"热发"，当乙正。

❹ 中（zhòng 重）：遭受，伤害。

乎阴阳也。

天地者，人之父母也；阴阳者，人之根本也。未有不从天地阴阳者也。从者生，逆者死。寒之又寒者死❶，热之又热者生。《金匮大要论》云：夜发寒者从，夜发热者逆。昼发热者从，昼发寒者逆。从逆之兆，亦在乎审明。

虚实大要论第八

病有脏虚脏实，腑虚腑实，上虚上实，下虚下实，状各不同，宜深消息。

肠鸣气走，足冷手寒，食不入胃，吐逆无时，皮毛憔悴，肌肉皱皱，耳目昏塞，语声破散，行步喘促，精神不收。此五脏之虚也。诊其脉，举指而活，按之而微，看在何部，以断其脏也。

又，按之沉、小、弱、微、短、涩、软、濡，俱为脏虚也。虚则补益，治之常情耳。

饮食过多，大小便难，胸膈满闷，肢节疼痛，身体沉重，头目昏眩，唇舌肿胀，咽喉闭塞，肠中气急，皮肉不仁，暴生喘乏，偶作寒热，疮疽并起，悲喜时来，或白痿弱，或白高强，气不舒畅，血不流通，此脏之实也。诊其脉，举按俱盛者，实也。

又，长、浮、数、疾、洪、紧、弦、大，俱曰实也。看在何经，而断其脏也。

头疼目赤，皮热骨寒，手足舒缓，血气壅塞，丹瘤更生，咽喉肿痛，轻按之痛，重按之快，食饮如故，曰腑实也。诊其脉，浮而实大者是也。

皮肤搔痒，肌肉䐜胀，食饮不化，大便滑而不止。诊其脉，轻手按之得滑，重手按之得平，此乃腑虚也。看在何经，而正其时也。

胸膈痞满，头目碎痛，食饮不下，脑项昏重，咽喉不利，涕唾稠黏。诊其脉，左右寸口沉结实大者，上实也。

颊赤心忪，举动颤栗，语声嘶嗄，唇焦口干，喘乏无力，面少颜色，颐颔肿满。诊其左右寸脉弱而微者，上虚也。

大小便难，饮食如故，腰脚沉重，脐腹疼痛，诊其左右手脉，尺中脉伏而涩者，下实也。

---

❶ 者死：二字原无，据文例补。

大小便难，饮食进退，腰脚沉重，如坐水中，行步艰难，气上奔冲，梦寐危险。诊其左右尺中脉滑而涩者，下虚也。病人脉微、涩、短、小，俱属下虚也。

上下不宁论第九

脾病者上下不宁，何谓也脾上有心之母，下有肺之子。心者，血也，属阴；肺者，气也，属阳。脾病则上母不宁，母不宁则为阴不足也。阴不足则发热。

又，脾病则下子不宁，子不宁则为阳不足也。阳不足则发寒。脾病则血气俱不宁，血气俱不宁则寒热往来，无有休息，故脾如疟也。

谓脾者，土也；心者，火也；肺者，金也。火生土，土生金，故曰上有心母，下有肺子，脾居其中，病则如斯耳。他脏上下，皆法于此也。

脉要论第十

脉者，乃气血之先也。气血盛则脉盛，气血衰则脉衰；气血热则脉数，气血寒则脉迟；气血微则脉弱，气血平则脉缓。又长人脉长，短人脉短；赵写本起性急则脉急。性急则脉急，性缓则脉缓。反此者逆，顺此者从也。

又，诸数为热，诸迟为寒，诸紧为痛，诸浮为风，诸滑为虚，诸伏为聚，诸长为实，诸短为虚。

又，短、涩、沉、迟、伏皆属阴，数、滑、长、浮、紧皆属阳。阴得阴者从，阳得阳者顺，违之者逆。

阴阳消息，以经而处之。假令数在左手，得之浮者，热入小肠；得之沉者，热入于心。余皆仿此。

五色－作绝脉论第十一

面青，无右关脉者，脾绝也；面赤，无右寸脉者，肺绝也；面白，无左关脉者，肝绝也；面黄，无左尺脉者，肾绝也；面黑，无左寸脉者，心绝也。五绝者死。

夫五绝当时即死，非其时则半岁死。然五色虽见，而五脉不见，即非病者矣。

脉病外内证决论第十二

病风人，脉紧❶、数、浮、沉，有汗出不止，呼吸有声者死；不然则生。

病气人，一身悉肿，四肢不收，喘无时，厥逆不温❷，脉候沉小者死；浮大者生。

病劳人，脱肛，骨肉相失，声散，呕血，阳事不禁，梦寐交侵，呼吸不相从，昼凉夜热者死；吐脓血者亦死；其脉不数，有根蒂者，及颊不赤者生。

病肠澼者，下脓血，病人脉急，皮热，食不入，腹胀目瞪者死；或一身厥冷，脉沉细而不生者亦死；食如故，脉沉浮有力而不绝者生。

病热人，四肢厥，脉弱，不欲见人，食不入，利下不止者死；食入，四肢温，脉大，语狂，无睡者生。

病寒人，狂言不寐，身冷，脉数，喘息目直者死；脉有力而不喘者生。

阳病人，此篇精神颠倒以上赵写本亦缺。精神颠倒，寐而不惺，言语失次，脉候沉浮有力者生；无力及食不入胃，下利不定❸者死。

久病人，脉大身瘦，食不充肠，言如不病，坐卧困顿者死；若饮食进退，脉小而有力，言语轻嘶，额无黑气，大便结涩者生。

大凡阳病阴证，阴病阳证，身瘦脉大，肥人脉衰，上下交变，阴阳颠倒，冷热相乘，皆属不吉。从者生，逆者死。治疗之法，宜深消息。

生死要论第十三

凡不病而五行绝者死，不病而性变者死，不病而暴语妄者死，不病而暴不语者死，不病而暴喘促者死，不病而暴强厥一作中。者死，不病而暴目盲者死，不病而暴耳聋者死，不病而暴痿缓者死，不病而暴肿满者死，不病而暴大小便结者死，不病而暴无脉者死，不病而暴昏冒如醉者死。

此皆内气先尽，一作绝。故也。逆者即死，顺者二年，无有生者也。

---

❶ 紧：原作"肾"，据医统本改。

❷ 温：原作"湿"，据周本、医统本改。形近致误。

❸ 定：止，停止。唐·杜甫《茅屋为秋风所破歌》："俄顷风定云墨色，秋天漠漠向昏黑。"

病有灾怪论第十四

病有灾怪，何谓也病者应寒而反热，应热而反寒，应吐而不吐，应泻而不泻，应汗而不汗，应语而不语，应寐而不寐，应水而不水，皆属灾怪也。

此乃五脏之气不相随从而致之矣。四逆者不治。四逆者，谓主客运气俱不得时也。

水法有六论第十五

病起于六腑者，阳之系也。阳之发也，或上或下，或内或外，或畜❶在中。行之极也，有能歌笑者，有能悲泣者；有能奔走者，有能呻吟者；有自委曲者，有自高贤者；有寤而不寐者，有寐而不寤者；有能食而不便利者，有不能食而便自利者；有能言而声清者，有不能言而声昧者。状各不同，皆生六腑也。

喜其通者，因以通之；喜其塞者，因以塞之；喜其水者，以水济之；喜其冰者，以冰助之。病者之乐，慎❷勿违背，亦不可强抑之也。如此从顺，则十生其十，百生其百，疾无不愈矣。

火法有五论第十六

病起于五脏者，皆阴之属也。其发也，或偏枯，或痿躄❸，或外寒而内热，或外热而内寒，或心腹膨胀，或手足拳挛，或口眼不正，或皮肤不仁，或行步艰难，或身体强硬，或吐泻不息，或疼痛不宁，或暴无语，或久无音，绵绵默默，状若死人。如斯之候，备出于阴。

阴之盛也，阳必不足；阳之盛也，阴必不盈。故前论云：阳不足则助之以火精，阴不足则济之以水母者是也。故喜其汗者汗之，喜其温者温之，喜其热者热之，喜其火者火之，喜其汤者汤之。温热汤火，亦在其宜，慎❷勿强之。如是则万全其万。

---

❶ 畜：通"蓄"。《韩非子·五蠹》："既畜王资，而承敌国之衅。"

❸ 慎：原作"孝宗庙讳"小字注，今恢复本字。后同。

❷ 痿躄：下肢痿弱不能行。

水火之法，真阴阳也。治救之道，当详明矣。

风中有五生死论第十七

风中有五者：谓肝、心、脾、肺、肾也。五脏之中，其言生死，状各不同。

心风之状，一作候。汗自出而好偃，仰卧不可转侧，言语狂妄。若唇正赤者生，宜于心俞灸之；若唇面或青或黄，或白或黑，其色不定，眼瞤动不休者，心绝也，不可救，过五六日即死耳。

肝风之状，青色围目连额上，但坐不得倨❶偻者可治；若喘而目直视，唇面俱青者死。肝风宜于肝俞灸之。

脾风之❷状，一身通黄，腹大而满，不嗜食，四肢不收持。若手足未青而面黄者可治，不然即死。脾风宜于脾俞灸之。

肾风之状，但踞❸坐，而腰脚重痛也。视其胁下，未生黄点者可治，不然即死矣。肾风宜灸肾俞穴也。

肺风之状，胸中气满，冒昧汗出，鼻不闻香臭，喘而不得卧者可治；若失血及妄语者不可治，七八日死。肺风宜于肺俞灸之。

凡诊其脉，滑而散者风也。缓而大，浮而紧一作虚。软而弱，皆属风也。

中风之病，鼻下赤黑相兼，吐沫而身直者，七日死也。

又，中风之病，口噤筋急，脉迟者生，脉急而数者死。

又，心脾俱中风，则舌强不能言也；肝肾俱中风，则手足不遂也。

风之厥，皆由于四时不从之气，故为病焉。有瘾疹者，有偏枯者，有失音者，有历节者，有癫厥者，有疼痛者，有聋瞽者，有疮癞者，有胀满者，有喘乏者，有赤白者，有青黑者，有瘙痒者，有狂妄者，皆起于风也。

其脉浮虚者，自虚而得之；实大者，自实而得之；弦紧者，汗出而得之；喘乏者，饮酒而得之；癫厥者，自劳而得之；手足不遂❹者，言语謇涩者，房中而得之；瘾疹者，自痹一作卑。湿而得之；历节疼痛者，因醉犯房而得之；聋瞽疮癞者，自五味饮食冒犯禁忌而得之。千端万状，莫离于五脏六腑而生矣。所使之候，配以此耳。

---

❶ 倨（jù巨）：微曲。

❷ 之：原脱，据周本补。与文例合。

❸ 踞：蹲或坐。

❹ 遂：原作"中"，据文义改。

积聚癥瘕杂虫论第十八

积聚癥瘕杂虫者，皆五脏六腑真气失而邪气并，遂乃生焉。

久之不除也，或积或聚，或癥或瘕，或变为虫，其状各异。有能害人者，有不能害人者，有为病缓者，有为病速者，有疼者，有痒者，有生头足者，有如杯❶块者，势类不同。盖因内外相感，真邪相犯，气血熏抟，交合而成也。

积者系于脏也，聚者系于腑也，癥者系于气也，瘕者系于血也，虫者乃血气食物相感而化也。

故积有五，聚有六，癥有十二，瘕有八，虫有九，其名各不同也。积有心、肝、脾、肺、肾之五名也；聚有大肠、小肠、胆、胃、膀胱、三焦之六名也；癥有劳、气、冷、热、虚、实、风、湿、食、药、思、忧之十二名也；瘕有青、黄、燥、血、脂、狐、蛇、鳖之八名也；虫有伏、蛇、白、肉、肺、胃、赤、弱、蛲之九名也。

为病之说，出于诸论；治疗之法，皆具于后。

劳伤论第十九

劳者，劳于神气也；伤者，伤于形容也。饥饱无度则伤脾，思虑过度则伤心，色欲过度则伤肾，起居过常则伤肝，喜怒悲愁过度则伤肺。

又，风寒暑湿则伤于外，饥饱劳役则败于内。昼感之则病荣，夜感之则病卫。荣卫经行，内外交运，而各从其昼夜也。

劳于一，一起为二，二传于三，三通于四，四干于五，五复犯一。一至于五，邪乃深藏，真气自失，使人肌肉消，神气弱，饮食减，行步艰难。及其如此，虽司命亦不能生也。

故《调神气论》曰：调神气，慎酒色，节起居，省思虑，薄滋味者，长生之大端也。

诊其脉，甚数、一作数甚。余下仿此。甚急、甚细、甚弱、甚微、甚涩、甚滑、甚短、甚长、甚浮、甚沉、甚紧、甚弦、甚洪、甚实，皆生于劳伤。

---

❶ 杯：赵本作"抔"。

传尸论第二十

传尸者，非一门相染而成也。人之血气衰弱，脏腑虚羸，中于鬼气，因感其邪，遂成其疾也。

其候：或咳嗽不已，或胸膈妨❶闷，或肢体疼痛，或肌肤消瘦，或饮食不入，或吐利不定，或吐脓血，或嗜水浆，或好歌咏，或爱悲愁，或癫风一作狂。发歇，或便溺艰难。

或因酒食而遇，或因风雨而来，或问病吊丧而得，或朝走暮游而逢，或因气聚，或因血行，或露卧于田野，或偶会于园林。钟❷此病死之气，染而为疾，故曰传尸也。治疗之方，备于篇末。

论五脏六腑虚实寒热生死逆顺之法第二十一

夫人有五脏六腑、虚实寒热、生死逆顺，皆见于形证脉气。若非诊察，无由识也。

虚则补之，实则泻之，寒则温之，热则凉之，不虚不实，以经调之，此乃良医之大法也。其于脉证，其如篇末。

论肝脏虚实寒热生死逆顺脉证之法第二十二

肝者，与胆为表里，足厥阴、少阳是其经也。王于春，春乃万物之始生，其气嫩而软，虚而宽，故其脉弦。软不可发汗，弱则不可下。弦长曰平，反此曰病。

脉虚而弦，是谓太过，病在外。太过则令人善忘，忽忽❸眩冒。虚而微，是谓不及，病在内。不及则令人胸痛，引两胁胀满。

大凡肝实则引两胁下痛引小腹，令人本无此五字。喜怒；虚则如人将捕之；其气逆，则头痛、耳聋、颊赤。一作肿。

其脉沉之而急，浮之亦然，主胁肋一作支。满，小便难，头痛目眩。其

---

❶ 妨：医统本作"胀"。

❷ 钟：当，适逢。

❸ 忽忽：失意不爽貌。《素问·玉机真脏论》："忽忽眩冒而颠疾。"王冰注："忽忽，不爽也。"

脉急甚，恶言；微急，气在胸胁下；缓甚，呕逆；微缓，水痹；大甚，内痈吐血；微大，筋痹；小甚，多饮；微大，本作小。消瘅；本作痹。滑甚，颓疝；微滑，遗溺；涩甚，流饮；微涩，疭挛变也。本无此二字。

又，肝之积气在胁，久不去❶，发为咳逆，或为疟疟也。虚则梦花草茸茸，实则梦山林茂盛。肝之病，旦喜—作慧。晚甚，夜静。肝病则头痛，胁痛，本无此二字。目眩，肢满，囊缩，小便不通，—作利。十日死。

又，身热恶寒，四肢不举，其脉当弦长而急，反短而涩，乃金克木也，十死不治。

又，肝中寒，则两臂痛不能举，舌本燥，多太息，胸中痛，不能转侧，其脉左关上迟而涩者是也。

肝中热，则喘满而多怒，目疼，腹胀满，不嗜食，所作不定，睡中惊悸，眼赤视不明，其脉左关阴实者是也。

肝虚冷，则胁下坚痛，目盲，臂痛，发寒热如疟状，不欲食，妇人则月水不来而气急，其脉左关上沉而弱者是也。

论胆虚实寒热生死逆顺脉证之法第二十三

胆者，中正之腑也，号曰将军，决断出焉，言能喜怒刚柔也。与肝为表里，足少阳是其经也。

虚则伤寒，寒则恐畏，头眩不能独卧；实则伤热，热则惊悸，精神不守，卧起不宁。

又，玄水发，则其根在于胆，先从头面起，肿至足也。

又，肝咳久不已，则传邪入于胆，呕清苦汁也。

又，胆病则喜太息，口苦，呕清汁，—作宿汁。心中澹澹❷恐，如人将捕之，咽中介介然数唾。

又，胆胀则舌—作胁。下痛，口苦，太息也。邪气客于胆，则梦斗讼。其脉诊在左手关上，浮而得之者，是其部也。

胆实热，则精神不守。

又，胆热则多唾，胆冷则无眠。

又，左关上脉阳微者，胆虚也；阳数者，胆实也；阳虚者，胆绝也。

---

❶ 去：原脱，据医统本补。
❷ 澹澹：水波荡漾貌。引申为不安貌。

论心脏虚实寒热生死逆顺脉证之法第二十四

心者，五脏之尊号，帝王之称也。与小肠为表里，神之所舍。又主于血，属于火，王于夏，手少阴是其经也。

凡夏脉钩，来盛去衰，故曰钩。反此者病。来盛去亦盛，此为太过，病在外；来衰去盛，此为不及，病在内。太过则令人身热而骨痛，口疮，舌焦，引水；不及则令人烦躁，一作心。上为咳唾，下为气泄。其脉来累累❶如连珠，如循琅玕❷，曰平。脉来累累一本无此四字，却作喘喘。连属，其中微曲，曰病。来前曲后倨❸，如操带钩，曰死。

又，思虑过多则怵惕，怵惕伤心，心伤则神失，神失则恐惧。

又，真心痛，手足寒，过节五寸，则旦得夕死，夕得旦死。

又，心有水气则痹，气滞身肿，不得卧，烦而燥，其阴肿也。

又，心中风则翕翕❹一作吸。发热，不能行立，心中饥而不能食，食则吐呕。

夏，心王。左手寸口脉洪，浮大而散，曰平，反此则病。若沉而滑者，水来克火，十死不治；弦而长者，木来归子，其病自愈；缓而大者，土来入火，为微邪相干，无所害。

又，心病则胸中痛，四一作胁。肢满胀，肩背臂膊皆痛。虚则多惊悸，惕惕然无眠，胸腹及腰背引痛，喜一作善。悲，时眩仆。心积气久不去，则苦忧烦，心中痛。实则喜笑不息，梦火发。心气盛，则梦喜笑及恐畏。邪气客于心，则梦山丘烟火。心胀，则心烦短气，夜卧不宁。心腹痛，懊侬，肿，气来往上下行，痛有时休作，心腹中热，喜水，涎出，是蚘蛟❺蚘，恐是蚘字；蛟，恐是咬字。心也。心病则日中慧，夜半甚，平旦静。

又，左手寸口脉大甚，则手内热赤，一作服。肿太甚，则胸中满而烦，澹澹，面赤目黄也。

又，心病则先心痛，而咳嗽不止，关膈一作格。不通，身重不已，三日

---

❶ 累累：重叠连贯成串貌。

❷ 琅玕：如玉的美石。

❸ 前曲后倨（jù巨）：指脉来如钩无柔和之象。倨，直而折曲。

❹ 翕翕：形容发热时的症状。

❺ 蚘蛟：《千金要方》卷十三作"蛔（蚘）咬"。指因蛔虫袭扰所致之心腹部疼痛的病证。亦称蚘咬心痛。似是。

死。心虚则畏人，瞑目欲眠，精神不倚，魂魄妄乱。

心脉沉小而紧，浮主气喘。若❶心下气坚实❷不下，喜咽干❸，手热，烦满，多忘，太息，此得之思虑太过也。其脉急❹甚则发狂笑，微缓则吐血，太甚则喉闭，一作痹。微大则心痛引背、善泪出，小甚则哕，微小则笑、消瘅❺；一作痹。滑甚则为渴，微滑则心疝引脐腹一作肠。鸣，涩甚则瘖不能言，微涩则血溢、手足厥、耳鸣、癫疾。

又，心脉搏坚而长，主舌强不能语；一作言。软而散，当慑怯不食也。

又，急甚则心疝，脐下有病形，烦闷少气，大热上煎。

又，心病狂言，汗出如珠，身厥冷，其脉当浮而大，反沉濡而滑，甚❻色当赤，今反黑者，水克火，十死不治。

又，心之积，沉之而空空然，时上下往来无常处，病胸满、悸，腰腹中热，颊一作面。赤，咽干，心烦，掌中热，甚则呕血，夏差本作春差。冬甚。宜急疗之，止于旬日也。

又，赤黑色入口必死也，面黄目赤者亦一作不。死，赤如衃血❼亦死。

又，忧恚思虑太过，心气内索，其色反和而盛者，不出十日死。扁鹊曰：心绝则一日死。色见凶多，而人虽健敏，名为行尸，一岁之中，祸必至矣。

又，其人语声前宽而后急，后声不接前声，其声浊恶，其口不正，冒昧喜笑，此风入心也。

又，心伤则心坏，为水所乘，身体手足不遂，骨节解❽，舒缓不自由，下利无休息，此疾急宜治之，不过十日而亡也。

又，笑不待呻而复忧，此水乘火也。阴系于阳，阴起阳伏，伏则生热，热则生狂，冒昧妄乱，言语错误，不可采问，一作闻。心已损矣。扁鹊曰：其人唇口赤即可治，青黑即死。

又，心疟则先烦一作颤。而后渴，翕翕发热也，其脉浮紧而大者是也。

---

❶　若：医统本作"苦"。
❷　实：医统本作"食"。
❸　干：周本作"唾"。
❹　急：医统本作"缓"。
❺　消瘅：病证名。见《灵枢·五变》。
❻　甚：医统本作"其"。
❼　衃血：凝固呈赤黑色的败血。
❽　解：通"懈"。

心气实，则小便不利，腹满，身热而重，温温❶欲吐，吐而不出，喘息急，不安卧，其脉左寸口与人迎皆实大者是也。

心虚则恐惧多惊，忧思不乐，胸腹中苦痛，言语战栗，恶寒，恍惚，面赤目黄，喜衄血，诊其脉，左、右寸口两虚而微者是也。

论小肠虚实寒热生死逆顺脉证之法第二十五

小肠者，受盛之腑也，与心为表里，手太阳是其经也。

心与一本无此二字。小肠绝者，六日死。绝则发直如麻，汗出不已，不得屈伸者是也。

又，心咳本作病。久不已，本无此二字。则传小肠，小肠咳，则气咳俱出也。

小肠实则伤热，热则口生疮。虚则寒生，寒则泄脓血，或泄黑水。其根在小肠也。

又，小肠寒则下肿重，有热久不出，则渐生痔疾。有积则当暮发热，明旦而止也。病气发则令人腰下重，食则窘迫而便难，是其候也。

小肠胀则小腹䐜胀，止腹而痛也。

厥邪入小肠，则梦聚井邑❷中，或咽痛颌肿，不可回首，肩如杖，一作拔。脚如折也。

又，黄帝曰：心者，主也，神之舍也，其脏周❸密而不伤。伤则神去，神去则身亡矣。故人心多不病，病即死，不可治也。惟小肠受病多矣。

又，左手寸口阳绝者，无小肠脉也，六日死。病脐痹，小腹中有疝瘕也。左手寸口脉实大者，小肠实也。有热邪则小便赤涩。

又，实热则口生疮，身热去来，心中烦满，体重。

又，小肠主于舌之官也，和则能言，而机关利健，善别其味也。虚则左手寸口脉浮而微软弱，不禁按，病为惊狂无所守，下空空然，不能语者是也。

---

❶　温温：《金匮玉函经》卷四作"嗢嗢"，《千金要方》卷九作"愠愠。"作"嗢嗢"为是。嗢嗢，反胃欲呕的声音。

❷　井邑：城镇；乡村。语本《周礼·地官·小司徒》："九夫为井，四井为邑。"

❸　周：疑"固"字之误。

论脾脏虚实寒热生死逆顺脉证之法第二十六

脾者，土也，谏议之官，主意与智，消磨五谷，寄在其中，养于四旁，王于四季，正王长夏，与胃为表里，足太阴是其经也。

扁鹊曰：脾病则面色萎黄。实则舌强直，不嗜食，呕逆，四肢缓；虚则精不胜，元气乏，失溺不能自持。其脉来似水之流，曰太过，病在外；其脉来如鸟之距，曰不及，病在内。太过，则令人四肢沉重，语言謇涩；不及，令人中满不食，乏力，手足缓弱不遂。涎引口中，一作出。四肢肿胀，溏泻一作泄。不时，梦中饮食。

脾脉来而和柔，去似鸡距践地，曰平。脉来实而满，稍数，如鸡举足，曰病。又如鸟一作雀。之啄，如鸟之距，如屋之漏，曰死。

中风则翕翕发热，状若醉人，腹中烦满，皮肉眲眲❶，短气者是也。

王时，其脉阿阿❷然缓，曰平；反弦急者，肝来克脾，真鬼相遇，大凶之兆；反微涩而短者，肺来乘脾，不治而自愈；反沉而滑者，肾来从脾，亦为不妨；反浮而洪，心来生脾，不为疾耳。

脾病，面黄，体重，失便，目直视，唇反张，手足爪甲青，四肢逆，吐食，百筋疼痛不能举，其脉当浮大而缓。今反弦急，其色当黄而反青，此十死不治也。

又，脾病其色黄，饮食不消，心腹胀满，身体重，肢节痛，大便硬，小便不利，其脉微缓而长者，可治。

脾气虚则大便滑，小便利，汗出不止，五液注下为五色。注，利下也。此四字疑是注文。

又，积聚❸，久不愈，则四肢不收，黄疸，饮食不为肌肤，气满胀而喘不定也。

又，脾实则时梦筑垣墙、盖屋，脾盛则梦歌乐，虚则梦饮食不足。厥邪客于脾，则梦大泽丘陵，风雨坏屋。

脾胀则善哕，四肢急，体重，不食，善噫。

---

❶ 眲（shùn 瞬）眲：肌肉掣动貌。

❷ 阿阿：垂长柔美貌。阿，通"婀"。

❸ 聚：原无，据赵本补。

脾病则日昳❶慧，平旦甚，日中持，下晡❷静。

脉急甚则瘈疭；微急则胸膈中不利，食入而还出。脉缓盛❸则痿厥；微缓则风痿，四肢不收。大甚则击仆；微大则痹，疝气，裹❹大脓血在胃肠之外。小甚则寒热作；微小则消瘅。滑甚则㿉疝；微滑则虫毒，肠鸣中热。涩甚则肠㿉；微涩则内溃，下脓血。

脾脉之至也，大而虚，则有积气在腹中，有厥气，名曰厥疝。女子同法。得之四肢汗出当风也。

脾绝，则十日死。又脐出一作凸。者，亦死。唇焦枯，无纹理而青黑者，脾先绝也。

脾病，面黄目赤者，可治；青黑色入口，则半岁死；色如枳实者，一一作半。月死。吉凶休否，一作咎。皆见其色出于部分也。

又，口噤唇黑，四肢重如山，不能自收持，大小便利无休歇，食饮不入，七日死。

又，唇虽痿黄，语声啭啭❺者可治。

脾病疟气久不去，腹中痛鸣，徐徐热汗出，其人本意宽缓，今忽反常而嗔怒，正言而鼻笑，不能答人者，此不过一月，祸必至矣。

又，脾中寒热，则皆使人腹中痛，不下食。

又，脾病则舌强语涩，转筋卵缩，牵阴股，引髀痛，身重，不思食，鼓胀，变则水泄不能卧者，死不治也。

脾正热，则面黄目赤，季胁痛满也。寒则吐涎沫而不食，四肢痛，滑泄不已，手足厥，甚则颤栗如疟也。

临病之时，要在明证详脉，然后投汤丸，求其痊损耳。

论胃虚实寒热生死逆顺脉证之法第二十七

胃者，腑也，又名水谷之海，与脾为表里。胃者，人之根本也，胃气壮则五脏六腑皆壮，足阳明是其经也。

---

❶ 日昳（dié 迭）：十二时之一，又名"日跌""日央"等。太阳偏西为日昳。昳，午后二时，即未时。

❷ 下晡：申后五刻，即下午五时三刻。晡，申时，即下午三时至五时。

❸ 盛：原作"甚"，据医统本改。

❹ 裹：原作"里（裏）"，据医统本改。形近致误。

❺ 啭啭：悦耳、婉转的声音。

胃气绝则五日死。实则中胀便难，肢节疼痛，不下食，呕吐不已；虚则肠鸣胀满，引水，滑泄；寒则腹中痛，不能食冷物；热则面赤如醉人，四肢不收持，不得安卧，语狂，目乱，便硬者是也。病甚则腹胁胀满，吐逆不入食，当心痛，上下不通，恶闻食臭，嫌人语，振寒，喜伸欠。

胃中热则唇黑，热甚则登高而歌，弃衣而走，癫狂不定，汗出额上，衄衄不止。虚极则四肢肿满，胸中短气，谷不化，中消也。

胃中风，则溏泄不已。胃不足，则多饥不消食。病人鼻下平，则胃中病，渴者不可治。一本无上十三字，作微燥而渴者，可治。

胃脉搏坚而长，其色黄赤者，当病折腰，一作髀。其脉软而散者，病食痹。

右❶关上脉浮而大者，虚也；浮而短涩者，实也；浮而微滑者，亦实❷也；浮而迟者，寒也；浮而数者，实❸也。虚实寒热生死之法，察而端谨，则成神妙也。

论肺脏虚实寒热生死逆顺脉证之法第二十八

肺者，魄之舍，生气之源。号为上将军，乃五脏之华盖也。外养皮毛，内荣肠胃，与大肠为表里，手太阴是其经也。

肺气通于鼻，和则能知香臭矣。有寒则善咳，本作有病则喜咳。实则鼻流清涕。凡虚实寒热，则皆使人喘嗽。实则梦刀兵恐惧，肩息，胸中满；虚则寒生，一作热。咳一作喘。息，利下，少气力，多悲感。

王于秋，其脉浮而毛，曰平。

又，浮而短涩者，肺脉也。其脉来毛而中央坚，两头一作旁。虚，曰太过，病在外；其脉来毛而微，曰不及，病在内。太过则令人气逆，胸满，背痛；不及则令人喘呼而咳，一作嗽。上气见血，下闻病音。

又，肺脉厌厌聂聂❹，如落榆荚，曰平；来不上不下，如循鸡羽，曰病。来如物之浮，如风吹鸟背上毛者死。

真肺脉至，大而虚，又如以毛羽中人皮肤，其色赤，其毛折者死。

又，微毛曰平，毛多曰病。毛而弦者曰春病，弦甚曰即病。

---

❶　右：原作"左"，据赵本改。
❷　实：原作"虚"，据医统本改。
❸　实：医统本作"热"。
❹　厌厌聂聂：安静平和貌。

又，肺病吐衄血，皮热、脉数、颊赤者，死也。

又，久咳而见血，身热而短气，脉当涩今反浮大，色当白今反赤者，火克金，十死不治也。肺病喘咳，身但寒无热，脉迟微者，可治。

秋王于肺，其脉当浮涩而短，曰平。而反洪大而长，是火刑金，亦不可治。又，得软而滑者，肾来乘肺，不治自愈。反浮大而缓者，是脾来生肺，不治而差。反弦而长者，是肺被肝从❶，为微邪，虽病不妨。

虚则不能息，耳重❷，嗌干，喘咳上气，胸背痛。

有积则胁下胀满。

中风则口燥而喘，身运而重，汗出而冒闷。其脉按之虚弱如葱叶，下无根者死。

中热则唾血。其脉细、紧、浮、数、芤、滑，皆失血病。此由燥❸扰、嗔怒、劳伤得之，气壅结所为也。

肺胀则其人喘咳而目如脱，其脉浮大者是也。

又，肺痿则吐涎沫而咽干。欲饮者为愈，不饮则未差。

又，咳而遗溺者，上虚不能制下也。其脉沉浊者，病在内；浮清者，病在外。

肺死则鼻孔开而黑枯，喘而目直视也。

又，肺绝则十二日死，其状足满、泻痢不觉出也，面白目青者，此谓乱经。此虽天命，亦不可治。

又，饮酒当风，中于肺，则咳嗽喘闷。见血者，不可治；无血者，可治；面黄目白者，可治。肺病颊赤者死。

又，言音喘急、短气、好唾，一作睡。此为真鬼相害，十死十，百死百，大逆之兆也。

又，阳气上而不降，燔于肺，肺自结邪，胀满，喘急，狂言，瞑目，非常所说而口鼻张，大小便头俱胀，饮水无度，此因热伤于肺，肺化为血，不可治，则半岁死。

又，肺疟使人心寒，寒甚则发热，寒热往来，休作不定，多惊，咳喘，如有所见者是也。其脉浮而紧，又滑而数，又迟涩而小，皆为肺疟之脉也。

又，其人素声清而雄者，暴不响亮而拖气用力，言语难出，视不转睛，

---

❶ 从：疑"乘"之误。

❷ 耳重（chóng 虫）：重听也。

❸ 燥：通"躁"。赵本作"躁"。

虽未为病，其人不久。

又，肺病，实则上气喘急，咳嗽，身热，脉大也。虚则乏力、喘促、右胁胀、语言气短一作促。者是也。

又，乍寒乍热，鼻塞，颐赤，面白，皆肺病之候也。

论大肠虚实寒热生死逆顺脉证之法第二十九

大肠者，肺之腑也，为传送之司，号监仓之官。肺病久不已，则传入大肠。手阳明是其经也。

寒则泄，热则结，绝则泄利无度，利绝而死也。热极则便血。

又，风中大肠则下血。

又，实热则胀满而大便不通，虚寒则滑泄不定。

大肠乍虚乍实，乍来乍去。寒则溏泄，热则垢重，有积物则寒栗而发热，有如疟状也。

积冷不去则当脐而痛，不能久立，痛已则泄白物是也。

虚则喜满，喘咳而喉咽中如核妨矣。

卷　中

论肾脏虚实寒热生死逆顺脉证之法第三十

肾者，精神之舍，性命之根，外通于耳，男以闭一作库。精，女以包血，与膀胱为表里，足少阴太阳❶是其经也。肾气绝，则不尽其天命而死也。

王于冬。其脉沉濡曰平，反此者病。其脉弹石，名曰太过，病在外；其去如数者，为不及，病在内。太过则令人解㑊❷，脊脉痛而少气；本作令人体痒而少气不欲言。不及则令人心悬如饥，眇中清，脊中痛，少肠腹满，小便滑，本云心如悬，少腹痛，小便滑。变赤黄色也。

又，肾脉来喘喘累累如钩，按之而坚，曰平。又，来如引葛❸，按之益坚，曰病；来如转索，辟辟如弹石，曰死。又，肾脉但石，无胃气亦死。

肾有水则腹大，脐肿，腰重痛，不得溺，阴下湿如牛鼻头汗出，是为逆寒。大便难，其面反瘦也。

肾病，手足逆冷，面赤目黄，小便不禁，骨节烦痛，小腹结痛，气上冲心，脉当沉细而滑，今反浮大而缓，其色当黑，其今反者，是土来克水，为大逆，十死不治也。

又，肾病面色黑，其气虚弱，翕翕少气，两耳若聋，精自出，饮食少，小便清，漆下冷，其脉沉滑而迟，为可治。

又，冬脉沉濡而滑曰平，反浮涩而短，肺来乘肾，虽病易治。反弦细而长者，肝来乘肾，不治自愈。反浮大而洪，心来乘肾，不为害。

肾病，腹大胫肿，喘咳，身重，寝汗出，憎风。虚则胸中痛，大腹小腹痛，清厥，意不乐也。

---

❶　太阳：周本无"太阳"二字。疑衍。
❷　解㑊：肢体困乏、筋骨懈怠、肌肉涣散无力的病证。
❸　引葛：比喻脉来坚搏牵连，如牵引的葛藤。

阴邪入肾则骨痛，腰上引项脊❶背疼，此皆举重用力及遇房汗出，当风浴水，或久立则伤肾也。

又，其脉急甚则肾痿瘕❷疾；微急则沉厥，奔豚，足不收。缓甚则折脊；微缓则洞泄，食不化，入咽还出。大甚则阴痿；微大则石水起脐下至小腹，其肿，埵埵❸然而上至胃脘者，死不治。小甚则洞泄；微小则消瘅。滑甚则癃癫；微滑则骨痿，坐弗能起，目视见花。涩甚则大壅塞，微涩则不月，疾痔。

又，其脉之至也，上坚而大，有积❹气在阴中及腹内，名曰肾痹，得之因浴冷水而卧。脉来沉而大坚，浮而紧，苦手足骨肿，厥，阴痿不起，腰背疼，小腹肿，心下水气，时胀满而洞泄，此皆浴水中，身未干而合房得之也。

虚则梦舟溺人，得其时，梦伏水中，若有所畏。盛实则梦腰脊离解不相属，厥邪客于肾，则梦临深投水中。

肾胀则腹痛满引背，怏怏❺然，腰髀痛。

肾病，夜半慧❻，四季甚，下晡静。

肾生病则口热舌干，咽肿，上气，嗌干及心烦而痛，黄疸，肠澼，痿厥，腰脊背急痛，嗜卧，足下热而痛，胕酸；病久不已则腿筋痛，小便闭而两胁胀，支满，目盲者死。

肾之积，苦腰脊相引而疼，饥见饱减，此肾中寒结在脐下也。诸积大法，其脉来细软而附骨者是也。

又，面黑目白，肾已内伤，八日死。又，阴缩，小便不出，出而不快者，亦死。又，其色青黄，连耳左右，其人年三十许，百日死。若偏在一边，一月❼死。

实则烦闷，脐下重；热则口舌干焦而小便涩黄；寒则阴中与腰脊俱疼，面黑耳干，哕而不食，或呕血者是也。

又，喉中鸣，坐而喘咳，唾血出，亦为肾虚寒，气欲绝也。

---

❶　脊：原作"瘠"，据医统本改。

❷　瘕：疑"癫"之误。《脉经》卷三第五有"骨痿癫疾"可证。

❸　埵（duǒ 朵）埵：坚硬貌。

❹　积：原作"脓"，据医统本改。

❺　怏怏：原作"怢怢"，据医统本、《灵枢·胀论》改。怏怏，闷闷困苦貌。

❻　慧：原作"患"，据医统本改。

❼　月：周本作"日"。

寒热虚实既明，详细调救，即十可十全之道也。

论膀胱虚实寒热生死逆顺脉证之法第三十一

膀胱者，津液之腑，与肾为表里，号曰水曹掾❶，又名玉海，足太阳是其经也。总通于五腑，所以五腑有疾，即应膀胱；膀胱有疾，即应胞囊也。

伤热则小便不利；热入膀胱，则其气急，而苦小便黄涩也；膀胱寒则小便数而清也。

又，石水发，则其根在膀胱，四肢瘦小，其腹胀大者是也。

又，膀胱咳久不已则传入三焦，肠❷满而不欲饮食也。然上焦主心肺之病，人有热则食不入胃；寒则精神不守，泄利不止，语声不出也；实则上绝于心，气不行也；虚则引起气之❸于肺也。其三焦之气和，则五脏六腑皆和，逆则皆逆。

膀胱中有厥阴气，则梦行不快；满胀则小便不下，脐下重闷或肩痛也。

绝则三日死，死时鸡鸣也。

其三焦之论，备云于后。

论三焦虚实寒热生死逆顺脉证之法第三十二

三焦者，人之三元之气也，号曰中清之腑，总领五脏六腑、荣卫经络、内外左右上下之气也。三焦通则内外左右上下皆通也。其于周身灌体，和内调外，荣左养右，导上宣下，莫大于此也。

又名玉海、水道。上则曰三管，中则名霍乱，下则曰走哺。名虽三而归一，有其名而无形者也，亦号曰孤独之腑。而卫出于上，荣出于中。上者，络脉之系也；中者，经络之系也；下者，水道之系也，亦又属膀胱之宗始。主通阴阳，调虚实。呼吸有病，则苦腹胀气满，小腹坚，溺而不得，便而窘迫也。溢则作水，留则为胀。足太阳是其经也。

又，上焦实热，则额汗出而身无汗，能食而气不利，舌干、口焦、咽闭之类，腹胀，时时胁肋痛也。寒则不入食，吐酸水，胸背引痛，嗌干，

---

❶　水曹掾：古代掌管兴修水利的官员，以水曹掾为长官。水曹，官署名。

❷　肠：周本作"腹"。义长。

❸　之：周本作"乏"。可参。

津不纳也。实则食已还出，膨膨然不乐；虚则不能制下，遗便溺而头面肿也。

中焦实热，则上下不通，腹胀而喘咳，下气不上❶，上气不下，关格而不通也。寒则下痢不止，食饮不消而中满；虚则腹鸣鼓胀也。

下焦实热，则小便不通而大便难，苦重痛也；虚寒则大小便泄下而不止。

三焦之气，和则内外和，逆则内外逆。故云：三焦者，人之三元之气也，宜修养矣。

论痹第三十三

痹者，风寒暑湿之气中于人脏腑之为也。入腑则病浅易治，入脏则病深难治。而有风痹，有寒痹，有湿痹，有热痹，有气痹，而又有筋、骨、血、肉、气之五痹也。

大凡风寒暑湿之邪，入于肝则名筋痹，入于肾则名骨痹，入于心则名血痹，入于脾则名肉痹，入于肺则名气痹。感病则同，其治乃异。

痹者，闭也，五脏六腑，感于邪气，乱于真气，闭而不仁，故曰痹。

病或痛或痒，或淋❷或急，或缓而不能收持，或拳而不能舒张，或行立艰难，或言语謇涩，或半身不遂，或四肢拳缩，或口眼偏邪，或手足敧侧，或能行步而不能言语，或能言语或❸不能行步，或左偏枯，或右壅滞，或上不通于下，或下不通于上，或大腑闭塞，一作小便秘涩。或左右手疼痛，或得疾而即死，或感邪而未亡，或喘满而不寐，或昏冒而不醒。种种诸症，皆出于痹也。

痹者，风寒暑湿之气中于人则使之然也。其于脉候形证、治疗之法，亦各不同焉。

论气痹第三十四

气痹者，愁忧思喜怒过多，则气结于上，久而不消则伤肺，肺伤则生气

---

❶ 上：原作"止"，据文例改。
❷ 淋：周本作"麻"。可参。
❸ 或：周本、医统本作"而"。

渐衰，则邪气愈胜。

留于上，则胸腹痹而不能食；注于下，则腰脚重而不能行；攻于左，则左不遂；冲于右，则右不仁；贯于舌，则不能言；遗于肠中，则不能溺；壅而不散，则痛；流而不聚，则麻。

真经既损，难以医治。邪气不胜，易为痊愈。其脉，右手寸口沉而迟涩者是也。宜节忧思以养气，慎—作绝。喜怒以全真，此最为良法也。

论血痹第三十五

血痹者，饮酒过多，怀热太盛，或寒折于经络，或湿犯于荣卫，因而血抟，遂成其咎，故使人血不能荣于外，气不能养于内，内外已失，渐渐消削。

左先枯，则右不能举；右先枯，则左不能伸；上先枯，则上不能制于下；下先枯，则下不能克于上；中先枯，则不能通疏。百证千状，皆失血也。其脉，左手寸口脉结而不流利，或如断绝者是也。

论肉痹第三十六

肉痹者，饮食不节，膏粱肥美之所为也。脾者，肉之本，脾气已失则肉不荣，肉不荣则肌肤不滑泽，肌肉不滑泽则腠理疏，则风寒暑湿之邪易为入，故久不治则为肉痹也。

肉痹之状，其先能食而不能充悦，四肢缓而不收持者是也。其右关脉举按皆无力，而往来涩者是也。宜节饮食以调其脏，常起居以安其脾，然后依经补泻，以求其愈尔。

论筋痹第三十七

筋痹者，由怒叫无时，行步奔急，淫邪伤肝，肝失其气，因而寒热所客，久而不去，流入筋会，则使人筋急而不能行步舒缓也，故曰筋痹。

宜活血以补肝，温气以养肾，然后服饵汤丸。治得其宜，即疾瘳已，不然则害人矣。其脉，左关中弦急而数，浮沉有力者是也。

论骨痹第三十八

骨痹者，乃嗜欲不节伤于肾也。

肾气内消，则不能关禁；不能关禁，则中上俱乱；中上俱乱，则三焦之气痞而不通；三焦痞而饮食不糟粕；饮食不糟粕，则精气日衰；精气日衰，则邪气妄入，邪气妄入，则上冲心舌；上冲心舌，则为不语；中犯脾胃，则为不充；下流腰膝，则为不遂；旁攻四肢，则为不仁。

寒在中则脉迟，热在中则脉数，风在中则脉浮，湿在中则脉濡，虚在中则脉滑。

其证不一，要在详明。治疗之法，列于后章。

论治中风偏枯之法第三十九

人病中风偏枯，其脉数而面干黑黱，手足不遂，语言謇涩，治之奈何？在上则吐之，在中则泻之，在下则补之，在外则发之，在内则温之、按之、熨之也。

吐，谓吐出其涎也；泻，谓通其塞也；补，谓益其不足也；发，谓发其汗也；温，谓驱其湿也；按，谓散其气也；熨，谓助其阳也。

治之各合其宜，安可一揆在求其本？

脉浮则发之，脉滑则吐之，脉伏而涩则泻之，脉紧则温之，脉迟则熨之，脉闭则按之。要察其可否，故不可一揆而治者也。

论五丁状候第四十

五丁❶者，皆由喜怒忧思、冲寒冒热、恣饮醇酒、多嗜甘肥毒鱼醋酱、色欲过度之所为也。畜其毒邪，浸渍脏腑，久不摅散，始变为丁。

其名有五：一曰白丁，二曰赤丁，三曰黄丁，四曰黑丁，五曰青丁。

白丁者，起于右鼻下，初起如粟米，根赤头白。或顽麻，或痛痒，使人憎寒、头重，状若伤寒。不欲食，胸膈闷满。喘促昏冒者死，未者可治。此疾不过五日，祸必至矣，宜急治之。

---

❶ 丁：通"疔"。

赤丁在舌下，根头俱赤。发，痛，舌本硬，不能言，多惊，烦闷，恍惚，多渴，引—作饮。水不休，小便不通。发狂者死，未者可治。此疾不过七日，祸必至也，不可治矣。大人、小儿皆能患也。

黄丁者，起于唇齿龈边，其色黄，中有黄水。发，则令人多—作能。食而还—作复。出，手足麻木，涎出不止，腹胀而烦。多睡不寐❶者死，未者可治。

黑丁者，起于耳前，状如瘢痕，其色黑，长减不定。使人牙关急，腰脊脚膝不仁，不然即痛。亦不出三岁，祸必至矣，不可治也。此由肾气渐绝故也，宜慎欲事。

青丁者，起于目下，始如瘤瘢，其色青，硬如石。使人目昏昏然无所见，多恐，悸惕，睡不安宁。久不已则令人目盲或脱精。有此则不出一年，祸必至矣。

白丁者，其根在肺；赤丁者，其根在心；黄丁者，其根在脾；黑丁者，其根在肾；青丁者，其根在肝。五丁之候，—作疾。最为巨疾，—作病。不可不察也。治疗之法，一一如左。陆本有方八道在此后，印本无之，今附下卷之末。

论痈疽疮肿第四十一

夫痈疽疮肿之所作也，皆五脏六腑畜毒不流则生本作皆有。矣，非独因荣卫壅塞而发者也。

其行也有处，其主也有归。假令发于喉舌者，心之毒也；发于皮毛者，肺之毒也❷；发于肌肉者，脾之毒也；发于骨髓者，肾之毒也。阙肝毒。发于下者，阴中之毒也；发于上者，阳中之毒也；发于外者，六腑之毒也；发于内者，五腑之毒也。

故内曰坏，外曰溃，上曰从，下曰逆。发于上者得之速，发于下者得之缓，感于六腑则易治，感于五脏则难瘳也。

又，近骨者多冷，近虚者多热。近骨者，久不愈则化血成蛊；近虚者，久不愈则传气成漏。成蛊则多痒而少痛，或先痒后痛；成漏则多痛而少痒，或不痛，或不痒。内虚外实者，多痒而少痛；外虚内实者，多痛而少痒。血不止者则多死，脓疾溃者则多生。

---

❶ 寐：周本作"寤"。
❷ 肺之毒也：此四字原无，据医统本补。

或吐逆无度，饮食不时，皆痫疟之使然也。

种候万一，一作多。端要凭详。治疗之法，列在后篇。

论脚弱状候不同第四十二

人之病脚气与气脚之为异，何也？谓人之喜怒忧思、寒热邪毒之气，自内而注于脚，则名气脚也；风寒暑湿邪毒之气，从外而入于脚膝，渐传于内，则名脚气也。然内外皆以邪夺正，故使人病形颇相类例。其于治疗，亦有上下先后也。故分别其目。若一揆而不察其由，则无理致其瘳也。

夫喜怒忧思、寒热邪毒之气，流于肢节，或注于脚膝，其状类诸风、历节、偏枯、痛肿之证，但入于脚膝，则谓之气脚也。若从外而入于足，从足而入脏者，乃谓之脚气也。

气脚者，先治内而次治外；脚气者，先治外而次治内。实者利之，虚者益之。

又，人之病脚气多者何也？谓人之心、肺二经起于手，脾、肾、肝三经起于足。手则清邪中之，足则浊邪中之。人身之苦者，手足耳，而足则最重艰苦，故风寒暑湿之气多中于足，以此脚气之病多也。然而得之病者，从渐而生疾，但始萌而不悟，悟亦不晓。医家不为脚气，将为别疾。治疗不明，因循至大。身居危地，本从微起，浸成巨候，流入脏腑，伤于四肢、头项、腹背也，而疾未甚，终不能知觉也。特❶因他而作，或如伤寒，或如中暑，或腹背疼痛，或肢节不仁，或语言错乱，或精神昏昧，或时喘乏，或暴盲聋，或饮食不入，或脏腑不通，或挛急不遂，或舒缓不收，或口眼牵搐，或手足颤掉。种种多状，莫有达者。故使愚俗束手受病，死无告陈。仁者见之，岂不伤哉！今述始末，略示后学，请深消息。

至于醉入房中，饱眠露下，当风取凉，对月贪欢，沐浴未干而熟睡，房室才罢而冲轩❷，久立于低湿，久伫于水涯，冒雨而行，渎寒而寝，劳伤汗出，食饮悲生，犯诸禁忌，因成疾矣。其于不正之气，中于上则害于头目，害于中则蛊于心腹，形于下则灾于腰脚，及于旁则妨于肢节。千状万证，皆属于气脚。但起于脚膝，乃谓脚气也。形候脉证，亦在详明。

其脉浮而弦者，起于风；濡而弱者，起于湿；洪而数者，起于热；迟而

---

❶ 特：赵本作"时"。

❷ 冲轩：推开窗户。

涩者，起于寒；滑而微者，起于虚；牢而坚者，起于实。在于上则由于上，在于下则由于下，在于中则生于中。结而因气，散而因忧，紧则因怒，细则因悲。

风者，汗之而愈；湿者，温之而愈；热者，解之而愈；寒者，熨之而愈。虚者补之，实者泻之，气者流之，忧者宽之，怒者悦之，悲者和之。能通此者，乃谓之良医。

又，脚气之病，传于心、肾则十死不治。入心则恍惚妄谬，呕吐，食不入，眠不安宁，口眼不定，左手寸口❶脉乍大乍小、乍有乍无者是也。入肾则腰脚俱肿，小便不通，呻吟不绝，目额皆见黑色，气时上冲胸腹而喘，其左手尺中脉绝者是也。切宜详审矣。

论水肿脉证生死候第四十三

人中百病，难疗者莫过于水也。水者，肾之制也；肾者，人之本也。肾气壮则水还于海，肾气虚则水散于皮。又，三焦壅塞，荣卫闭格，血气不从，虚实交变，水随气流，故为水病，有肿于头目者，有肿于腰脚者，有肿于四肢者，有肿于双目者。有因嗽而发者，有因劳而生者，有因凝滞而起者，有因虚乏而成者，有因五脏而出者，有因六腑而来者。类日多种，而状各不同。所以难治者，由此百状，人难晓达，纵晓其端，则又苦人以娇❷恣不循理法，触冒禁忌，弗能备矣，故人中水疾死者多矣。

水有十名，具于篇末：一曰青水，二曰赤水，三曰黄水，四曰白水，五曰黑水，六曰玄水，七曰风水，八曰石水，九曰里水，十曰气水。

青水者，其根起于肝，其状先从面肿，而渐行一身也。

赤水者，其根起于心，其状先从胸肿起也。

黄水者，其根起于脾，其状先从腹肿也。

白水者，其根起于肺，其状先从脚肿而上气喘嗽也。

黑水者，其根起于肾，其状先从足趺肿。

玄水者，其根起于胆，其状先从头面起，肿而至足者是也。

风水者，其根起于胃，其状先从四肢起，腹满大而通身肿也。

石水者，其根在膀胱，其状起脐下而腹独大是也。

---

❶ 口："口"下原有"手"字，据周本删。

❷ 娇：同"骄"。骄横。

里水者，其根在小肠，其状先从小腹胀而不肿，渐渐而肿也。又注云：一作小腹胀而暴肿也。

气水者，其根在大肠，其状乍来乍去，乍盛乍衰者是也。此良由上下不通，关窍不利，气血痞格，阴阳不调而致之也。其脉洪大者可治，微细者不可治也。

又，消渴之疾久不愈，令人患水气。其水临时发散，归于五脏六腑，则生为病也。消渴者，因冒风冲热，饥饱失节，饮酒过量，嗜欲伤频，或饵金石，久而积成，使之然也。

论诸淋及小便不利第四十四

诸淋与小便不利者，皆由五脏不通，六腑不和，三焦痞涩，荣卫耗失，冒热饮酒，过❶醉入房，竭散精神，劳伤气血，或因女色兴而败精不出，或因迷宠不已而真髓多输，或惊惶不次，或思虑未宁，或饥饱过时，或奔驰才定，或隐忍大小便，或发泄久兴，或寒入膀胱，或暑中胞囊。伤兹不慎，致起斯疾。状候变异，名亦不同，则有冷、热、气、劳、膏、砂、虚、实之八耳。

冷淋者，小便数，色白如泔也。

热淋者，小便涩而色赤如血也。

气淋者，脐腹满闷，小便不通利而痛也。

劳淋者，小便淋沥不绝，如水之滴漏而不断绝也。

膏淋者。小便中出物如脂膏也。

砂淋者，脐腹中隐痛，小便难，其痛不可忍，须臾从小便中下如砂石之类，有大者如皂子，或赤或白，一作黄。色泽不定。

此由肾气弱而贪于女色，房而不泄，泄而不止，虚伤真气，邪热渐强，结聚而成砂。又如以火煮盐，火大水少，盐渐成石之类。谓肾者水也，咸归于肾，水消于下，虚热日甚，煎结而成。此非一时而作也。盖远久乃发，成即五岁，败即三年，壮人五载，祸必至矣，宜乎急攻。八淋之中，惟此最危。其脉盛大而实者可治，虚小而涩者不可治。

虚者谓肾与膀胱俱虚而精滑梦泄、小便不禁者也。

实则谓经络闭涩，水道不利，而茎痛腿酸者也。

---

❶ 过：周本作"遇"。

又，诸淋之病，与淋相从者活，反者死❶凶。治疗之际，亦在详酌耳。

论服饵得失第四十五

石之与金，有服饵得失者，盖以其宜与不宜也。或草或木，或金或石，或单方得力，或群队获功，或金石毒发而致毙，或草木势助而能全。

其验不一者何也？基❷本实者，得宣通之性，必延其寿；基本虚者，得补益之情，必长其年。虚而过泻，实乃更增，千死其千，万殁其万，则决然也。

又，有年少之辈，富贵之人，恃其药力，恣其酒欲，夸弄其术，暗使精神内损，药力扶持，忽然疾作，何能救疗？如是之者，岂知灾从内发，但恐药饵无微功，实可叹哉！

其于久服方药，在审其宜。人药相合，效岂妄邪？假如脏不足则补其脏，腑有余则泻其腑；外实则理外，内虚则养内；上塞则引上，下塞则通下，中涩—作结。则解中；左病则治左，右病则治右。上、下、左、右、内、外、虚、实，各称其法，安有横夭者也？故药无不效，病无不愈者，切务于谨察矣。

辨三痞论并方第四十六

金石草木，单服皆可以不死者，有验无验，在乎有志无志也。虽能久服，而有其药热壅塞不散，或上或下，或痞或涩，各有其候，请速详明。用其此法，免败其志，皆于寿矣。谨候论并方，具在后篇。

辨上痞候并方
上痞者，头眩目昏，面赤心悸，肢节痛，前后不仁，多痰，短气，惧火，喜寒。又状若中风之类者是也。宜用后方：

桑白皮阔一寸，长一尺　槟榔一枚　木通一尺，去皮。一本作一两　大黄三分，湿纸煨　黄芩一分　泽泻二两

上剉为粗末，水五升，熬取三升，取清汁，分二一本作三服。食后，临

---

❶ 死：周本无。

❷ 基：医统本作"其"。

卧服。

辨中痞候❶并方

中痞者，肠满，四肢倦，行立艰难，食已呕吐，冒昧，减食或渴者是也。宜用后方：

大黄一两，湿纸十重包裹，煨令香熟，切作片子　槟榔一枚　木香一分

上为末，生蜜为圆，如桐子大。每服三十圆，生姜汤下。食后、日午，日进二服。未减，加之。效，即勿再服。附方：

桂五钱，不见火　槟榔一个　黑牵牛四两，生为末二两

上为末，蜜酒调二钱，以利为度。

辨下痞候并方

下痞者，小便不利，脐下满硬，语言謇滞，腰背疼痛，脚重不能行立者是也。宜用后方：

瞿麦头子一两　官桂一分　甘遂三分　车前子一两，炒

上件为末，以羒猪❷肾一个，去筋膜，薄批开，入药末二钱，匀糁，湿纸裹，慢火煨熟，空心细嚼，温酒送下，以大利为度。小便未利，脐腹未软，更服附方：

葱白一寸，去心，入砒砂末一钱，安葱心中，两头以线子系之。湿纸包煨熟，用冷醇酒送下。空心服，以效为度。

论诸病治疗交错致于死候第四十七

夫病者，有宜汤者，有宜圆者，有宜散者，有宜下者，有宜吐者，有宜汗者，有宜灸者，有宜针者，有宜补者，有宜按摩者，有宜导引者，有宜蒸熨者，有宜澡洗者，有宜悦愉者，有宜和缓者，有宜水者，有宜火者。种种之法，岂能一也？若非良善精博，难为取愈。其庸下识浅，乱投汤圆，下、汗、补、吐，动使交错，轻者令重，重者令死，举世皆然。

且汤，可以荡涤脏腑，开通经络，调品阴阳，祛分邪恶，润泽枯朽，悦养皮肤，益充气力，扶助困竭，莫离于汤也。

---

❶　候：原无，据医统本补，以与文例合。

❷　羒（fén 焚）猪：未发情或阉割过的猪。

圆，可以逐风冷，破坚癥，消积聚，进饮食，舒荣卫，开关窍，缓缓然参合，无出于圆也。

散者，能祛风寒暑湿之气，撼寒湿秽毒之邪，发扬四肢之壅滞，除剪五脏之结伏，开肠和胃，行脉通经，莫过于散也。

下则疏豁闭塞，补则益助虚乏，灸则起阴通阳，针则行荣引卫，导引则可以逐客邪于关节，按摩则可以驱浮淫于肌肉。蒸熨辟冷，暖❶洗生阳，悦愉爽神，和缓安气。

若实而不下，则使人心腹胀满，烦乱，鼓肿。

若虚而不补，则使人气血消散，精神耗亡，肌肉脱失，志意昏迷。

可汗而不汗，则使人毛孔关塞，闷绝而终。

合吐而不吐，则使人结胸上喘，水食不入而死。

当灸而不灸，则使人冷气重凝，阴毒内聚，厥气上冲，分逐❷不散，以致消减。

当针而不针，则使人荣卫不行，经络不利，邪渐胜真，冒昧而昏。宜导引而不导引，则使人邪侵关节，固结难通。宜按摩而不按摩，则使人淫随肌肉，久留不消。

宜蒸熨而不蒸熨，则使人冷气潜伏，渐成痹厥。宜澡洗而不澡洗，则使人阳气上行，阴邪相害。

不当下而下，则使人开肠荡胃，洞泄不禁。

不当汗而汗，则使人肌肉消绝，津液枯耗。不当吐而吐，则使人心神烦乱，脏腑奔冲。

不当灸而灸，则使人重伤经络，内蓄炎❸毒，反害中和，致于不可救。

不当针而针，则使人气血散失，关机❹细缩。

不当导引而导引，则使人真气劳败，邪气妄行。

不当按摩而按摩，则使人肌肉䐜胀，筋骨舒张。

不当蒸熨而蒸熨，则使人阳气遍行，阴气内聚。不当淋而淋渫❺，则使人湿侵皮肤，热生肌体。

不当悦愉而悦愉，则使人神失气消，精神不快。

---

❶ 暖：周本作"澡"。后同。

❷ 逐：原作"遂"，据周本改。

❸ 炎：宽保本作"痰"。

❹ 关机：宽保本作"机关"。似是。

❺ 淋渫（xiè 泻）：周本批注："按淋渫据上文当作澡洗。"为是。渫，除去也。

不当和缓而和缓，则使人气停意此下赵写本俱缺折，健忘伤志。

大凡治疗，要合其宜，脉状病候，少陈于后。

凡脉不紧数，则勿发其汗。脉不疾数，不可以下。

心胸不闭，尺脉微弱，不可以吐。

关节不急，荣卫不壅，不可以针。

阴气不盛，阳气不衰，勿灸。

内无客邪，勿导引。

外无淫气，勿按摩。皮肤不痹，勿蒸熨。

肌内❶不寒，勿暖洗。

神不凝迷，勿悦愉。

气不急奔，勿和缓。

顺此者生，逆此者死耳。脉病之法，备说在前。

论诊杂病必死候第四十八

夫人生气健壮者，外色光华，内脉平调。五脏六腑之气消耗，则脉无所依，色无所泽，如是者百无一生。虽能饮食行立，而端然不悟，不知死之逼矣，实为痛也。其大法列之于后。

病瞪目引水，心下牢满，其脉濡而微者死。

病❷吐衄，泻血，其脉浮大牢数者死。

病妄言，身热，手足冷，其脉细微者死。

病大泄不止，其脉紧大而滑者死。

病头目痛，其脉涩短者死。

病腹中痛，其脉浮大而长者死。

病腹痛而喘，其脉滑而利，数而紧者死。

病四逆者，其脉浮大而短者死。

病耳无闻，其脉浮大而涩者死。

病脑痛，其脉缓而大者死。

左痛❸右痛，上痛❸下痛者死。

---

❶　内：医统本作"肉"。

❷　病：原作"论"，据医统本改。

❸　痛：医统本作"病"。

人不病而脉病者死。

病厥逆，呼之不应，脉绝者死。

病人脉宜大，反小者死。

肥人脉细欲绝者死。

瘦人脉躁者死。

人脉本滑利，而反涩者死。

人脉本长，而反短者死。

人尺脉上应寸口太迟者死。

温病，三四日未汗，脉太疾者死。

温病，脉细微而往来不快，胸中闭者死。

温病，发热甚，脉反细小❶者死。

病甚，脉往来不调者死。

温病，腹中痛，下痢者死。

温病，汗不出，出不至足者死。

病疟，腰脊强急，瘈疭者死。

病心腹胀满，痛不止，脉坚大洪者死。

痢血不止，身热，脉数者死。

病腹满，四逆，脉长者死。

热病七八日，汗当出反不出，脉绝者死。

热病七八日，不汗，躁狂，口舌焦黑，脉反细弱者死。

热病，未汗出，而脉大盛者死。

热病，汗出而脉未静❷，往来转大者死。

病咳嗽，脉数身瘦者死。

暴咳嗽，脉散者死。

病咳，形肥，脉急甚者死。

病嗽而呕，便滑不禁，脉弦欲绝者死。

病诸嗽喘，脉沉而浮❸者死。

病上气，脉数者死。

病肌热，形瘦，脱肛，热不去，脉甚紧急者死。

---

❶ 细小：原作"小死"，据医统本改。

❷ 静：原作"尽"，据医统本改。

❸ 浮：疑"紧"之误。《脉经》卷四《诊百病死生诀》："咳嗽，脉沉紧者死，浮直者生。"
可参。

病肠澼，转筋，脉极数者死。

病中风，痿疾❶不仁，脉紧急者死。

病上喘气急，四肢寒❷，脉涩者死。

病寒热，瘰疬，脉大者死。

病金疮血不止，脉大者死。

病坠损内伤，脉小弱者死。

病伤寒，身热甚，脉反小者死。

病厥逆，汗出，脉虚而缓者死。

病洞泄，不下食，脉急者死。

病肠澼，下白脓者死。

病肠澼，下脓血，脉悬绝者死。

病肠澼，下脓血，身有寒，脉绝者死。

病咳嗽，脉沉坚者死。

病肠中有积聚，脉虚弱者死。

病水气，脉微而小者死。

病水胀如鼓，脉虚小涩者死。

病泄注，脉浮大而滑者死。

病内外俱虚，卧不得安，身冷，脉细微，呕而不入食者死。

病冷气上攻，脉逆而涩者死。

卒死，脉坚而细微者死。

热病三五日，头痛身热，食如故，脉直而疾者，八日死。

久病脉实者死；又虚缓、虚微、虚滑、弦急者死。

卒病，脉弦而数者死。

凡此凶脉，十死十，百死百，不可治也。

察声色形证决死法第四十九

凡人五脏六腑、荣卫关窍，宜平生气血顺度循环无终，是为不病之本。若有缺绝，则祸必来矣。要在临病之时，存神内想，息气内观，心不妄视，着意精察，方能通神明，探幽微，断死决生，千无一误。死之征兆，具之

---

❶ 疾：周本、医统本作"蹩"。义胜。

❷ 四肢寒：原作"四匝"，据医统本改。

于后：

黑色起于耳目鼻上，渐入于口者死。

赤色见于耳目额者，五日死。

黑白色入口鼻目中者，五日死。

黑或如马肝色，望之如青，近则如黑者死。

张口如鱼，出气不反者死。

循摸衣缝者死。

妄语错乱及不能语者死；热病即不死。

尸臭不可近者死。

面目直视者死。

肩息者，一日死。

面青人中反者，三日死。

面无光，牙齿黑者死。

面青目黑者死。

面白目黑者，十日死。

面赤眼黄，即时死。

面黑目白者，八日死。

面青目黄者，五日死。

眉系倾者，七日死。

齿忽黑色者，三十日死。

发直者，十五日死。

遗尿不觉者，五六日死。

唇口乍干黑者死。

爪甲青黑色死。

头目久痛，卒视不明者死。

舌卷卵缩者死。

面黑直视者死。

面青目白者死。

面黄目白者死。

面目俱白者死。

面目青黑者死。

面青唇黑者死。

发如麻，喜怒不调者死。

发眉❶如冲起者死。

面色黑，胁满不能反侧者死。

面色苍黑，卒肿者死。

掌肿无纹，脐肿出，囊茎俱肿者死。

手足爪甲肉黑色者死。

汗出不流者死。

唇反人中满者死。

阴阳俱绝，目眶陷者死。

五脏内外绝，神气不守，其声嘶者死。

阳绝阴结，精神恍惚，撮空裂衣者死。

阴阳俱闭，失音者死。

荣卫耗散，面目浮肿者死。

心绝于肾，肩息，回眄，目直者，一日死。

肺绝则气去不反，口如鱼口者，三日死。

骨绝，腰脊痛，肾中重，不可反侧，足膝后平者，五日死。

肾绝，大便赤涩，下血，耳干，脚浮，舌重者，六日死；又曰，足肿者，九日死。

脾绝，口冷，足肿胀，泄不觉者，十二日死。

筋绝，魂惊，虚恐，手足爪甲青，呼骂不休者，八九日死。

肝绝，汗出如水，恐惧不安，伏卧，目直面青者，八日死；又曰，实时死。

胃绝，齿落，面黄者，七日死；又曰，十日死。

凡此，察听之，更须详酌者矣。

---

❶　眉：原作"肩"，据周本改正。

卷　下

疗诸病药方六十八❶道

万应圆

甘遂三两　芫花三两　大戟三两　大黄三两　三棱三两　巴豆二两，去❷皮　干漆二两，炒　蓬术二两　当归五两　桑皮二两　硼砂三两　泽泻八两　山栀仁二两　槟榔一两　木通一两　雷丸一两　诃子一两　黑牵牛五两　五灵脂五两　皂角七定，去皮弦

上件二十味，剉碎，洗净。入米醋二斗❸，浸三日。入银❹器或石❺器内慢火熬，令醋尽。焙干焦，再炒为黄色，存性。入后药：

木香一两　丁香一两　肉桂一两，去皮　肉豆蔻❻一两　白术一两　黄芪一两　没药一两　附子一两，炮，去皮脐　茯苓一两　赤芍药一两　川芎二两　牡丹皮二两　白牵牛二两　干姜二两　陈皮二两　芸薹二两，炒　地黄三两　鳖甲三两，醋炙　青皮三两　南星二两，浆水煮软，切，焙

上二十味，通前共四十味，同杵，罗为末，醋煮，面糊为圆，如绿豆大。用度谨具如下。合时须在一净室中，先严洁斋心，涤虑焚香，精诚恳诸方圣者以助药力，尤效速也。

结胸伤寒，用油浆水下七圆，当逐下恶物。如人行二十里，未动再服❼。

多年积结、殢食、癥块，临卧水下三圆至五圆。每夜服之，病即止。

---

❶　六十八：原作"六十"，据本卷实有方剂数改。

❷　去：原作"和"，据医统本改。

❸　斗：医统本作"升"。

❹　银：赵本作"金"。

❺　石：赵本作"银"。

❻　蔻：原脱，楲医统本、日本宽保本补。

❼　再服："再服"二字原误为小字注文，今据文义改作大字正文。

如记得因伤物作积，即随所伤物下七圆。小儿、妊妇、老人勿服。

水气，通身肿黄者，茯苓汤下五圆，日二服，水消为度。

如要消酒、进食，生姜汤下一圆。

食后腹中一切痛，醋汤下七圆。

膈气噎病，丁香汤下三圆。夜一服。

因伤成❶劳，鳖甲汤下七圆。日三服。渐安，减服。

小肠痃癖气，茴香汤下三圆。

大小便不通，蜜汤下五圆。未通，加至七圆。

九种心通，茱萸汤下五圆。立止。

尸注走痛，木瓜汤下三圆。

脚气，石楠汤下五圆。每日食前服。

卒死，气未绝，小便化七圆，灌之立活。

产后血不行，当归酒下三圆。

血晕、血迷、血蛊、血痢、血胀、血刺、血块、血积、血癥、血瘕，并用当归酒下二圆。逐日服。

难产、横倒，榆白皮汤下二圆。

胞衣不下，烧称锤通红，以酒淬之，带热下二圆。惟孕妇患不可服；产急难，方可服之。

脾泻血痢，干姜汤下一圆。

赤白痢，甘草干姜汤下一圆。

赤痢，甘草汤下一圆。

白痢，干姜汤下一圆。

胃冷吐逆，并反胃吐食，丁香汤下二圆。

卒心腹痛不可忍者，热醋盐汤下三丸。

如常，服一圆。临卧，茶清下。

五烂❷疾，牛乳下一圆。每日二服。

如发疟时，童子小便、酒下十圆。化开灌之，吐利即愈，其效如神。

疗万病六神丹

雄黄一两，研　矾石一两，烧　巴豆一两，去皮　附子一两，炮　藜芦三两　朱

---

❶ 成：原作"盛"，据赵本改。成，《释名》："盛也。"成、盛，义通。

❷ 烂：赵本作"瘤"。

砂二两，一两别研，一两为衣

上为末，炼蜜为圆，如小豆大，一等作黍米大。男子百疾，以饮服二圆。小儿量度与小者服。得利即差。

安息香圆　治传尸、肺痿、骨蒸、鬼疰、卒心腹疼、霍乱吐泻、时气、瘴疟、五利、血闭、疢癖、疔肿、惊邪诸疾。

安息香　木香　麝香　犀角　沉香　丁香　檀香　香附子　诃子　朱砂　白术　荜茇以上各一两　乳香　龙脑　苏合香以上各半两

上为末，炼蜜成剂，杵一千下，圆如桐子大，新汲水化下四圆。老幼皆一圆。以绛囊子盛一圆，弹子大，悬衣，辟邪毒魍魉甚妙。合时忌鸡、犬、妇人见之。

明月丹　治传尸劳。

雄黄半两　兔粪二两　轻粉一两　木香半两　天灵盖一两，炙　鳖甲一个，大者，去裙襕❶，醋炙焦黄

上为末。醇酒一大升，大黄一两熬膏，入前药末，为圆如弹子大，朱砂为衣。如是传尸劳，肌瘦面黄、呕吐血、咳嗽不定者是也。先烧安息香，令烟起，吸之不嗽者，非传尸也，不可用此药。若吸烟入口，咳嗽不能禁止者，乃传尸也，宜用此药。五更初，勿令人知，以童子小便与醇酒共一盏，化一圆服之。如人行二十里，上❷吐出虫，其状若灯心而细，长及寸，或如烂李，又如虾蟆，状各不同。如未效，次日再服，以应为度。仍须初得，血气未尽、精神未乱者可用之。

地黄煎　解劳，生肌肉，进食，活血养气。

生地黄汁五升　生杏仁汁一升　薄荷汁一升　生藕汁一升　鹅梨汁一升　法酒二升　白蜜四两　生姜汁一升

以上同于银、石器中，慢火熬成膏，却入后药：

柴胡四两，去芦，焙　木香四两　人参❸二两　白茯苓二两　山药二两　柏子仁二两　远志二两，去心　白术二两　桔梗二两　枳实❹二两，麸炒　秦艽三两，去芦　麝香二钱，另研　熟地黄四两

---

❶　襕：原作"烂"，据赵本改。形近致误。

❷　上：医统本作"当"。

❸　人参：赵本作"沙参"。

❹　枳实：医统本作"枳壳"。

上末，入前药膏中和，再入臼中，杵二三千下，圆如桐子大。每服食药，用甘草汤下二十圆。食后，日三服。安，即住服。

起蒸中央汤

黄连五两

上㕮咀，以醇酒二斗，同熬成膏。每夜以好酒化下弹子大一圆，汗出为度。仍服补药麝脐圆。

补药麝脐❶圆

麝脐一枚，烧灰 地黄洗 地骨皮 山药 柴胡各一两 白术二两 活鳖一个，重二斤者佳

上将鳖入醇酒一方，煮令烂熟，研细；入汁，再熬膏；入末，圆如桐子大。酒服二十圆，日二夜一。蒸，谓骨蒸也。气血相抟，久而瘦弱，遂成劳伤、肉消、毛落、妄血、喘咳者是也。宜以前法治之。

太上延年万胜追魂散

人参去芦 柴胡去苗 杏仁去皮尖 天灵盖炙。各一两 蜀椒一分 桃柳心一小握

上为末。童子小便一升，末一两，垍❷瓶中煎令熟。空心、日午各进一服，经五日效。

醉仙丹 主偏枯不遂，皮肤不仁。

麻黄一升，去节，水煮，去沫，焙干，作末 南星七个，大者 大附子三个，黑者 地龙七条，去土

上除麻黄外，先末之。次将麻黄末，用醇酒一方❸熬成膏，入末，圆如弹子大。每服❹食后、临睡，酒化一圆，汗出为度。偏枯不遂，皮肤不仁者，皆由五脏气虚，风寒暑湿之邪蓄积于中，久而不散，乃成疾焉。以前法主之。

---

❶ 脐：原无，据方名补。

❷ 垍（jì 纪）：土质坚硬。《说文解字·土部》："坚土也。"

❸ 方：医统本作"升"。

❹ 服：医统本作"日"。

灵乌丹　治一切冷疾、疼痛、麻痹、风气。

川乌一斤，河水浸七日，换水浸。去皮尖，切片，干之　牛膝二两，酒浸，焙　何首乌四两，制如川乌法

上为末，炼蜜圆如桐子大，朱砂为衣。空心，酒下七圆，渐加至十圆。病已即止。

扁鹊玉壶丹　驻颜补暖，祛万痛。

硫黄一斤。以桑灰淋浓汁五斗，煮硫黄令伏，以火煅之，研如粉。掘一地坑子，深二寸许，投水在里，候水清，取调硫黄末，稀稠得所。磁器中煎干。用鏊❶一个，上傅以砂，砂上铺纸，鏊下以火煅热，即取硫黄滴其上，自然色如玉矣

上以新炊饮为圆，如麻子大。空心、食前，酒下十圆。

葛玄真人百补构❷精圆

熟地黄四两　山药二两　五味子六两　苁蓉三两，酒浸一宿　牛膝二两，酒浸　山茱萸一两　泽泻一两　茯苓一两，去皮　远志一两，去心　巴戟天一两，去心　赤石脂一两　石膏一两　柏子仁一两，炒　杜仲三两，去皮，剉碎，慢火炒，令丝断

上为末，炼蜜圆如桐子大。空心，温酒下二十圆。男子、妇人皆可服。

涩精金锁丹

韭子一升，酒浸三宿，滤出焙干，杵为末

上用酒糊为圆，如桐子大，朱砂为衣。空心，酒下二十圆。

疗百疾延寿酒

黄精四斤　天门冬三斤　松叶六斤　苍术四斤　枸杞子五升

上以水三硕，煮一日，取汁，如酿法成，空心任意饮之。

交藤圆　驻颜长算，祛百疾。

交藤根一斤，紫色者。河水浸七日，竹刀刮去皮，晒干　茯苓五两　牛膝二两

上为末，炼蜜，搜成剂，杵一万下，圆如桐子大，纸袋盛之。酒下三十圆，空心服。久服延寿，忌猪、羊肉❸。

---

❶　鏊（ào 奥）：铁制的烙饼炊具。

❷　构：原作"高宗庙讳"四字小字注，今恢复本字。高宗，宋高宗赵构。

❸　肉：医统本作"血"。

天仙圆　补男子、妇人虚乏。

天仙子　五灵脂❶各五两

上炒令焦黑色，杵末，以酒糊为圆，如绿豆大。食前，酒服十五圆。

左慈真人陆本无此上四字，作善养**千金地黄煎**

生地黄一秤，取汁，于石器中熬成膏，入熟地黄末，看硬软剂，杵千下

上圆如桐子大，每服二十圆，空心服，久服断欲，神仙不死。

取积聚方

轻粉　粉霜　朱砂各半两　巴豆霜二钱半

上同研匀，炼蜜作剂，旋圆如麻子大。生姜汤下三圆。量虚实加减。

治癥瘕方

大黄湿纸裹，煨　三棱湿纸裹，煨热，剉　硼砂研　干膝炒令烟尽　巴豆去皮出油

以上各一两，为末，醋一方❷，熬成膏，入后药：

木香　丁香　枳实❸麸炒，去瓤　桂心各一两

上为末，入前项膏子和成剂，杵千下，为圆如绿豆大。饮服三五圆。食后服。

通气阿魏圆　治诸气不通，胸背痛，结塞闷乱者，悉主之。

阿魏二两　沉香一两　桂心半两　牵牛末二两

上先用醇酒一升，熬阿魏成膏，入药末为圆樱桃大，朱砂为衣。酒化一圆。

治尸厥卒痛方　尸厥者，谓忽如醉状，肢厥而不省人事也。卒痛者，谓心腹之间，或左右胁下，痛不可忍，俗称鬼箭者是。

雄黄二两，研　朱砂二两，研

上二味再同研匀，用大蒜一头，湿纸裹煨，去纸，杵为圆，樱桃大。每服一圆，热酒化下。

---

❶　五灵脂：赵本无"五灵脂"。

❷　方：医统本作"升"。

❸　枳实：医统本作"枳壳"。

鬼哭丹 主腹中诸痛，气血凝滞，饮食未消，阴阳痞隔，寒热相乘，抟而为痛。宜以此方主之。

川乌十四个，生　朱砂一两　乳香一分

上为末，以醋一盏，五灵脂末一两，煮糊和圆，如桐子大，朱砂为衣。酒下七圆，男子温酒下，女人醋汤下。

治心痛❶不可忍者

木香　蓬术各一两　干膝一分，炒

上为末，每服一钱，热醋汤调下，入口立止。

取长虫兼治心痛方

大枣廿一个，去核　绿矾一两，作二十一块子，填枣中，面裹烧红，去面　雷丸七个　轻粉一钱　木香一钱　丁香一钱　水银半两。入铅半两，溶成砂子

上为末。取牛肉二两，车脂一两，与肉同剉，令烂。米醋一升，煮肉令成膏。入药同熬，硬软得所，入臼中杵三二千下。圆如酸枣大。圆时先以绯❷线一条圆在药中，留二尺许作系。如有长虫者，五更初，油浆水吞下一圆，存线头勿令吞尽。候少顷，心中痛，线动，即急拽线，令药出则和虫出。若心气痛不可忍者，热醋汤化下一圆，立止。

治虫毒方

水银　蜜陀僧　黄丹　轻粉　大黄　丁香　诃子　雄雀粪各一两

上为末。每服二钱，用面半两，共水和成油饼食之。又法：作棋子，入浆水煮热❸食之。

破棺丹　治阴厥，面目俱青，心下硬，四肢冷，脉细欲绝者。

硫黄一两。无灰酒煮三日三夜，如耗，旋添暖酒。日足取出，研为末　丹砂一两，研匀细

上以酒煮糊为圆，如鸡头大。有此病者，先于净室中，勿令人知，度病人长短，掘一地坑子，深一尺以来，用苜蓿火烧，令坑子极热，以醋五升沃，令气出，内铺衣被盖坑，以酒化下一圆，与病人服之。后令病人卧坑

---

❶　心痛：医统本作"心脾卒痛"。

❷　绯：红色，深红色。

❸　热：赵本作"熟"。

内，盖覆，少时汗出，即扶病者，令出无风处，盖覆。令病人四肢温，心下软，即渐去衣被，令通风，然后看虚实调补。

再生圆 起厥死犹暖者。

巴豆一两，去皮，研　朱砂一两，细研　麝香半两，研　川乌尖十四个，为末　大黄一两，炒，取末

上件再同研匀，炼蜜和圆，如桐子大。每服三圆，水化下，折齿灌之，立活。亦疗关膈结胸，极效。

救生圆 治卒死❶。

大黄四两　轻粉半两　朱砂一两　雄黄一分　巴豆七个，去皮，细研，取霜

上为末。以鲲❷胆汁和圆，如鸡头大。童子小便化开一圆，斡开口灌之。内大葱一寸许入鼻中，如人行五、七里，当吐出涎，即活。

治脾厥吐泻霍乱

黑附子炮，去皮脐，八破　干姜炮　甘草炙　肉豆各一两。印本无此一味，有豉等分

上为末。水半升，末四钱印本作二钱，枣七个，姜一分印本作一钱。同煎去半，温服，连进三服。

三生散 起卒死，兼治阴盛四逆，吐泻不止。

草乌七个　厚朴一尺　甘草三寸，并生用

上为末。水一中盏，末一钱，枣七个，煎七分服。重者灌之。

起卒死

蒮葱根二两　瓜蒂二分　丁香十四粒

上为末，吹一字入鼻中，男左女右，须臾自活。身冷强厥者，勿活。

浴肠汤 治阳厥发狂，将成疽。

大黄四两，湿纸裹煨　大青叶　栀子仁　甘草各一两。炙

上为末，水五升，末四两，煎减二升，内朴硝五合，再熬去一升，取汁

---

❶ 救生圆治卒死：医统本作"起卒死救生丹"，并注"此方不可服"五字。

❷ 鲲：宽保本作"鳁"，眉批："鳁，当作鲫。"

二升，分四服。量虚实与之，大泻为度。如喜水，即以水浇之；畏水者，勿与吃，大忌。

破黄七神丹

朴硝二斤　朱砂五两　大黄七两　甘遂二两　山栀二两　轻粉一两　豉半斤，以绢袋盛之

上七味，以水二斗，熬令水尽，除去甘遂、豉、栀子、大黄，只取朴硝、朱砂、轻粉为末。以水浸豉汁，研匀后，入末三味同和。煮糯米糊为圆，如弹子大。新水化一圆。吐泻为度。

三黄圆　治三痟、吐血、诸黄症❶。

黄连三两　黄芩二两　大黄一两

上为末，炼蜜为圆，如桐子大。食后，温水下十五圆，量虚实加减服。

通中延命玄冥煮朱砂法　治❷尿血，开拥❸塞，解毒，治一切热病、风气、脚毒、蛊毒。

朱砂五两　朴硝半秤，水煮七遍。每遍用水三升，水尽为度，取霜，再入水二升　苏木二两　大黄五两　郁金三两　山栀二两　人参二两　桑皮二两　甘草五两

上件同熬，水尽为度。只用朱砂，去余药，杵末，炼蜜圆桐子大。每服二十圆，饮下。可疏诸毒，尤妙。

治暴热毒心肺烦而呕血方

大黄二两，为末，以地黄汁拌匀，湿即焙干

上为末。每服二钱，地黄汁调下，以利为度。甘草汤亦得。

治吐血方

蛤粉四两　朱砂一两

上为末，新汲水调下五钱。未❹已再服，止即已。

――――――――

❶　症：宽保本作"疽"。
❷　治：原作"活"，据赵本改。
❸　拥：通"壅"。阻塞。《三国志·夏侯尚传》："事不拥隔。"
❹　未：原作"末"，据赵本改。形近致误。

治中暍死心下犹暖起死方

上令病者仰面卧，取温水，不住手浇淋脐中。次以童子小便，合生地黄汁灌之，自活。禁与冷水，只与温熟水饮之。

玉霜膏　治一切热毒喉闭。

朴硝一斤　牙硝半斤　硼砂四两　矾石三两

上为末，火镕成汁。筑一地坑子，令实，倾入，盆覆一夕，取，杵为末。入龙脑二两，研匀。新汲水半盏，合生蜜调一钱。小儿量与服。

百生方　救百物入咽喉，鲠欲死者。

茯苓去皮　贯众　甘草

上件，各等分为末。每服一钱，米饮调一分，立效。

治喉闭闷气欲死者

上取干漆，烧❶令烟出，竹筒子吸烟吞之。立效。

治漏胎胎损方

川芎　艾叶各一两。炒　阿胶炒　白茯苓□□

上末之，糯米饮调下二钱匕，日七服。仍食糯米粥养之。

治妇人血崩方

枳壳一钱，面炒　地黄二钱，烧醋淬十四次

上为末，醋汤调下一钱匕，连三服，效。

治妇人血闭方

干漆二两，烧　生地黄汁五升

上熬成膏，酒化枣大许，空心服。

三不鸣散　治小便不通及五淋。

取水边、灯下、道边蝼蛄各一个。三处取三个，令相咬，取活者一个，如后法，麝香酒，食空下。

---

❶ 烧：医统本作"炒"。

上内于瓶中，封之，令相噬。取活者焙干，余皆为末。每服一钱匕，温酒调服，立通。余皆二字恐误。

甘草汤　解方药毒。

甘草一十二两

上件剉碎，水二斗，煎至一斗，取清，温冷得所服，仍尽量服。

治溺死方

取石灰三石，露首培之，令厚一尺五寸。候气出后，以苦葫芦瓢作末。如无，用瓜蒂。

上用热茶调一钱，吐为度。省事后，以糜粥自调之。

治缢死方

先令人抱起解绳，不得用刀断。扶于通风处，高首卧。取蘘葱根末，吹入两鼻中，更令亲人吹气入口，候喷出涎，即以矾石末，取丁香煎汤，调一钱匕灌之。

槐子散　治久下血，亦治尿血。

槐角中黑子一升，合槐花二升，同炒焦。

上件为末，每服二钱，用水调下。空心、食前各一服。病已，止。

治肠风下血

荆芥穗　地黄各二两　甘草半两

上为末。每服一钱，温酒调下。食后，日三夜一。

治暴喘欲死方

大黄一两　牵牛二两，炒

上件为细末，每服二钱，蜜水调下，立愈。治上热痰喘极效。若虚人肺虚冷者，不可用。

大圣通神乳香膏　贴诸毒、疮肿、发背、痈疽。

乳香一两　没药一两　血竭一两　黄蜡一两　黄丹二两　木鳖二两，去壳　乌鱼骨二两　海桐皮二两　不灰木四两　历青四两　五灵脂二两　麝香二钱　腻粉五十个子。此必有误。

上并为末，用好油四两，熬令热，下药末熬，不住手搅之，令黑色，滴水成珠，即止。

水澄膏　治病同前。

井泉石　白及各一两　龙骨　黄柏　郁金各半两　黄蜀葵花一分

上六味并为末，每服二钱，新汲水一盏调药，打令匀，伺清澄，去浮水，摊在纸花上贴之，肿毒、发背皆治。

更苏膏　治一切不测恶疮欲垂垂字恐误。

南星一个　半夏七个　巴豆五个，去壳　麝香半钱

上为细末，取腊月猪脂就膏。令如不痛疮，先以针刺破，候忍痛处，使以儿乳汁同调，贴之。

千金膏　贴一切恶疮、瘫疬。

定粉　南粉　腻粉　黄丹各一分

上为末，入麝香一钱，研匀，油调得所，成膏，贴。

定命圆　治远年、日近一切恶候漏疮。此药为末，熔开蜡，就汤内为条，如布针大，内入❶云母膏贴之。

雄黄　乳香各一分　巴豆二十一粒，去皮不去油

上研如粉，入白面三钱，水和圆如小豆或小麦粒大，两头尖。量病浅深，内疮中，上用乳香膏贴之，效。服云母膏尤佳。

麝香圆　治一切气漏疮。

麝香一分　乳香一分　巴豆十四粒，去皮❷

上为末，入枣肉和成剂，圆作铤子。看疮远近任药，以乳香膏贴之，以效为度。

香鼠散　治漏疮。

香鼠皮四十九个，河中花背者是　龙骨半两　蝙蝠二个，用心肝　黄丹一分　麝

---

❶　内入：原"内入"二字误倒，据文义乙正。内，通"纳"。

❷　去皮：医统本此后有"去油"二字。

香一钱　乳香一钱　没心草一两，烧灰

上入埚合中，泥固济。炭三斤，煅。火终，放冷，为末。用葱浆水洗净，以药贴之，立效。

定痛生肌肉方

胭脂一分　血竭一两　乳香一分　寒水石三两，烧

上为末，先以温浆水洗过，拭干，傅疮。甚妙。

又定痛生肌肉方

南星一个　乳香二钱　定粉半两　龙骨半两　不灰木一两，烧过

上为末。先以温浆水洗疮口，以软帛拭干，傅之。

治白丁增❶寒喘急昏冒方

葶苈　大黄各一两　桑白皮　茯苓各二两　槟榔七个　郁李仁　汉防己各三分

上件为末。每服三钱，蜜水调下。以疏下恶物为度。

又取白丁方

铅霜一分　胆矾　粉霜各一钱　蜈蚣一条

上件为末。先刺令血出，内药米心大，以醋面饼封口，立愈。

治赤丁方

黄连　大黄各一两

上件为末，以生蜜和圆，如桐子大。每服三十圆，温水下，以利为度。

又取赤丁方

杏仁七个，生用

上件嚼烂，漱之，令津满口，吐出，绵滤汁。入轻粉少许调匀，以鸡羽扫之。

治黄丁方

巴豆七个，去心膜　　青州枣七个，去核，安巴豆在枣内，以面裹，煨通赤

---

❶　增：通"憎"。厌恶。《论衡》："不惧季氏增邑不隐讳之害，独畏答懿子极言之罪，何哉？"

上件为末，以硼砂、醋作面糊为圆，如绿豆大。每服五圆至十圆，米饮下，以利为度。

又取黄丁方 陆本空一行。

黄柏一两　郁金半两

上件为细末，以鸡子清调，鸡羽扫上。

治黑丁方

菟丝子　菖蒲

上二味等分为末，酒浸，取汁扫丁上。更服肾气圆补之。

治青丁方

谷精草　蝉壳各一两　苍术五两

上为末。每服一钱，水调服，食前。仍以针刺丁出，用桑柴灰汁洗之，立效。

以上八方，陆本在中卷四十论后，印本无此方，今附下卷之末。

附录一　楼钥跋

　　余少读《华佗传》，骇其医之神奇，而惜其书之火于狱，使之尚存，若刳腹断臂之妙，又非纸上语所能道也。古汴陆从老，近世之良医也，尝与之论脉曰：无如华佗之论最切。曰性急者脉亦急，性缓者脉亦缓，长人脉长，短人脉短，究其说未暇也。一日得闽中仓司所刊《中藏经》读之，其说俱在，盖二卿姜公诜为使者时所刊。凡三十余年，而余始得之。序引之说，颇涉神怪，难于尽信。然其议论卓然，精深高远，视脉察色，以决死生，虽不敢以为真是元化之书，若行于世，使医者得以习读之，所济多矣。惜乎差舛难据，遂携至姚江，以叩从老。从老笑曰：此吾家所秘，不谓版行已久。因出其书见假，取而校之，乃知闽中之本未善。至一版或改定数十百字，前有目录，后有后序，药方增三之二。闽本间亦有佳处，可证陆本之失，其不同而不可轻改者，两存焉。始得为善本，老不能缮写，俾从子溉手录之。蕲春王使君成父闻之欣然，欲于治所大书锓木，以惠后学，且以成余之志。溉所录，面授而记其始于左，药方凡六十道，亦有今世所用者。其间难晓者有之，恐非凡识所及。佗传称处齐不过数种，又未知此为是否。好事者能以闽本校之，始知此本之为可传也。

附录二　周锡瓒跋

　　世传医书，莫古于《素问》，王冰谓即《汉·艺文志》《黄帝内经》，然已不合于十八卷之数，况后世之书耶！推求其是者信之而已。《华氏中藏经》，陈直斋《书录解题》云一卷，《宋史·艺文志》同。然《魏志·佗传》：佗出一卷书与狱吏，吏不敢受，索火焚之，则佗之书久绝矣，何以至宋世而忽出耶？《传》又称其弟子吴普、樊阿从佗学，普准佗治，多所全济。阿善针术，普年九十余，阿寿百余岁，则佗书虽不传，而弟子习其业者，亦可以著书传后。《隋·经籍志》载：吴普撰《华佗方》十卷，《华佗内事》五卷，观形察色，并《三部脉经》一卷，《枕中灸刺经》一卷。普集《华氏药方》。新旧《唐书》，皆载于《经籍》《艺文志》，而《宋·艺文志》亦有《华氏药方》一卷。其书想北宋时尚有流播，或多残缺，故其时名医缀辑，而成此书，别立名目，以讬于华氏。且宋自建隆以来，甚重医学。乾德初，考校医官艺术，太平兴国间访求医书，其时王怀隐成《太平圣惠方》，李昉详定《唐本草》，仁宗时许希亦著《神应针经要诀》。宋重医学，几与唐之明法明算等，疑其书或出于此时。虽非元化之书，要其说其精者，必有所自也。书一刻宋之闽中，为仓司本，一为楼攻愧钥所校本，余得旧抄本，前后多阙，无序文目录，并楼公跋，且避高孝两朝讳，疑即攻愧所校本，因取新安吴氏刻本补其阙，而用一按字注于下，以别于原注，并从攻愧集中录跋附后，始得为完书。后附药方，吴本倍于此本。其相同者，仅二十方，余皆后人以意增入，非原书也。今悉以旧书，虽未得宋刊校补，然亦与吴本迥别矣。书之可传，攻愧跋之亦详，兹述其书由来，而使世之学者，勿以《魏志》有火于狱之说而疑之也。书凡一卷，后附方六十道，因为上下二卷云。

　　　　　　　　　　　　　　　　　　乾隆五十七年秋九月
　　　　　　　　　　　　　　　茂苑周锡瓒识于枫桥之香岩书

附录三　华佗传 《三国志·魏书·华佗传》

华佗，字元化，沛国谯人也，一名旉❶。游学徐土，兼通数经。沛相陈珪举孝廉，太尉黄琬辟，皆不就。晓养性之术，时人以为年且百岁，而貌有壮容。又精方药，其疗疾，合汤不过数种，心解分剂，不复称量，煮熟便饮，语其节度，舍去辄愈。若当灸，不过一两处，每处不过七八壮，病亦应除。若当针，亦不过一两处，下针言"当引某许，若至，语人"，病者言"已到"，应便拔针，病亦行差。若病结积在内，针药所不能及，当须刳割者，便饮其麻沸散，须臾便如醉死，无所知，因破取。病若在肠中，便断肠湔洗，缝腹膏摩，四五日差，不痛，人亦不自寤，一月之间即平复矣。

故甘陵相夫人有娠六月，腹痛不安。佗视脉，曰："胎已死矣。"使人手摸知所在，在左则男，在右则女。人云"在左"，于是为汤下之，果下男形，即愈。

府吏儿寻、李延共止，俱头痛身热，所苦正同。佗曰："寻当下之，延当发汗。"或难其异。佗曰："寻外实，延内实，故治之宜殊。"即各与药，明旦并起。

盐渎严昕与数人共候佗，适至。佗谓昕曰："君身中佳否?"昕曰："自如常。"佗曰："君有急病见于面，莫多饮酒。"坐毕归，行数里，昕卒头眩堕车。人扶将还，载归家，中宿死。

故督邮❷顿子献得病已差，诣佗视脉。曰："尚虚，未得复，勿为劳事，御内即死。临死，当吐舌数寸。"其妻闻其病除，从百余里来省之，止宿交接。中间三日发病，一如佗言。

彭城夫人夜之厕，虿❸螫其手，呻呼无赖。佗令温汤近热，渍手其中，卒可得寐，但旁人数为易汤，汤令暖之。其旦即愈。

---

❶ 旉（fū 夫）：同"敷"。

❷ 督邮：汉置官名。

❸ 虿（chài 瘥）：蝎类毒虫。

军吏梅平得病，除名还家。家居广陵，未至二百里，止亲人舍。有顷，佗偶至主人许，主人令佗视平。佗谓平曰："君早见我，可不至此。今疾已结，促去可得与家相见，五日卒。"应时归，如佗所刻❶。

佗行道，见一人病咽塞，嗜食而不得下，家人车载欲往就医。佗闻其呻吟，驻车往视，语之曰："向来道边有卖饼家，蒜齑大酢，从取三升饮之，病自当去。"即如佗言，立吐蛇一枚，县❷车边，欲造佗。佗尚未还，小儿戏门前，逆见，自相谓曰："似逢我公，车边病是也。"疾者前入坐，见佗北壁县此蛇辈约以十数。

又有一郡守病，佗以为其人盛怒则差，乃多受其货而不加治，无何弃去，留书骂之。郡守果大怒，令人追捉杀佗。郡守子知之，属使勿逐。守瞋恚既甚，吐黑血数升而愈。

又有一士大夫不快。佗云："君病深，当破腹取。然君寿亦不过十年，病不能杀君，忍病十岁，寿俱当尽，不足故自刳裂。"士大夫不耐痛痒，必欲除之。佗遂下手，所患寻差，十年竟死。

广陵太守陈登得病，胸中烦懑，面赤不食。佗脉之曰："府君胃中有虫数升，欲成内疽，食腥物所为也。"即作汤二升，先服一升，斯须尽服之。食顷，吐出三升许虫，赤头皆动，半身是生鱼脍也，所苦便愈。佗曰："此病后三期当发，遇良医乃可济救。"依期果发动，时佗不在，如言而死。

太祖闻而召佗，佗常在左右。太祖苦头风，每发，心乱目眩。佗针鬲，随手而差。

李将军妻病甚，呼佗视脉。曰："伤娠而胎不去。"将军言："闻实伤娠，胎已去矣。"佗曰："案脉，胎未去也。"将军以为不然。佗舍去，妇稍小差。百余日复动，更呼佗。佗曰："此脉故事有胎。前当生两儿，一儿先出，血出甚多，后儿不及生。母不自觉，旁人亦不寤，不复迎，遂不得生。胎死，血脉不复归，必燥着母脊，故使多脊痛。今当与汤，并针一处，此死胎必出。"汤针既加，妇痛急如欲生者。佗曰："此死胎久枯，不能自出，宜使人探之。"果得一死男，手足完具，色黑，长可尺所。

佗之绝技，凡此类也。

然本作士人，以医见业，意常自悔。后太祖亲理，得病笃重，使佗专视。佗曰："此近难济，恒事攻治，可延岁月。"佗久远家思归，因曰："当

---

❶　刻：限定。

❷　县：系挂。

得家书，方欲暂还耳。"到家，辞以妻病，数乞期不反。太祖累书呼，又敕郡县发遣。佗恃能厌食事，犹不上道。太祖大怒，使人往检：若妻信病，赐小豆四十斛，宽假限日；若其虚诈，便收送之。于是传付许狱，考验首服。荀彧请曰："佗术实工，人命所县，宜含宥之。"太祖曰："不忧，天下当无此鼠辈耶？"遂考竟佗。佗临死，出一卷书与狱吏，曰："此可以活人。"吏畏法不受，佗亦不强，索火烧之。佗死后，太祖头风未除。太祖曰："佗能愈此。小人养吾病，欲以自重，然吾不杀此子，亦终当不为我断此根原耳。"及后爱子仓舒病困，太祖叹曰："吾悔杀华佗，令此儿强死也。"

初，军吏李成苦咳嗽，昼夜不寐，时吐脓血，以问佗。佗言："君病肠臃❶，咳之所吐，非从肺来也。与君散两钱，当吐二升余脓血讫，快。自养，一月可小起，好自将爱，一年便健。十八岁当一小发，服此散，亦行复差。若不得此药，故当死。"复与两钱散，成得药去。五六岁，亲中人有病如成者，谓成曰："卿今强健，我欲死，何忍无急去药以待不祥？先持贷我，我差，为卿从华佗更索。"成与之。已故到谯，适值佗见收，怱怱不忍从求。后十八岁，成病竟发，无药可服，以至于死。

广陵吴普、彭城樊阿皆从佗学。普依准佗治，多所全济。佗语普曰："人体欲得劳动，但不当使极尔。动摇则谷气得消，血脉流通，病不得生，譬犹户枢不朽是也。是以古之仙者为导引之事，熊颈鸱顾，引挽腰体，动诸关节，以求难老。吾有一术，名五禽之戏：一曰虎，二曰鹿，三曰熊，四曰猿，五曰鸟。亦以除疾，并利蹄足，以当导引。体中不快，起作一禽之戏，沾濡汗出，因上着粉，身体轻便，腹中欲食。"普施行之，年九十余，耳目聪明，齿牙完坚。阿善针术。凡医咸言背及胸脏之间不可妄针，针之不过四分，而阿针背入一二寸，巨阙胸脏针下五六寸，而病辄皆瘥。阿从佗求可服食益于人者，佗授以漆叶青黏散。漆叶屑一升，青黏屑十四两，以是为率。言久服去三虫，利五脏，轻体，使人头不白。阿从其言，寿百余岁。漆叶处所而有，青黏生于丰、沛、彭城及朝歌云。

---

❶ 臃：肿。